マインドフルネス・瞑想・坐禅の脳科学と精神療法

編：貝谷 久宣・熊野 宏昭
和楽会 理事長　　東京大学 心療内科

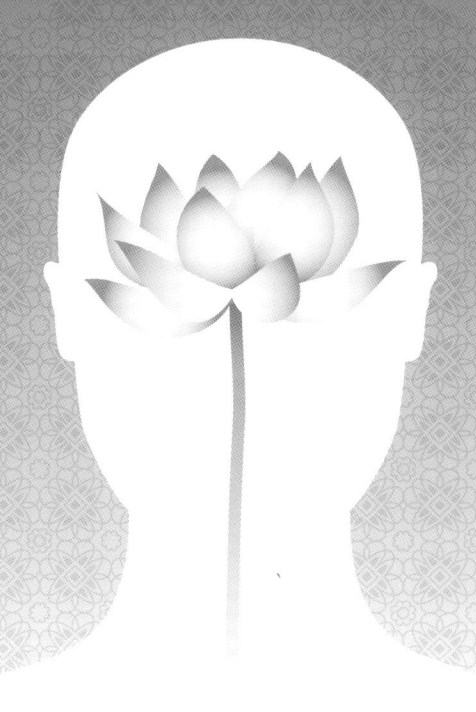

株式会社 新興医学出版社

編集

貝谷 久宣	医療法人 和楽会 理事長
熊野 宏昭	東京大学大学院 医学系研究科 ストレス防御・心身医学 准教授

執筆者（執筆順）

村田 哲人	福井大学医学部 病態制御医学講座 精神医学領域 准教授
高橋 哲也	福井大学医学部 病態制御医学講座 精神医学領域
和田 有司	福井大学医学部 病態制御医学講座 精神医学領域 教授
Douglas Eames	東京サイバークリニック 所長
岩佐 玲子	東京サイバークリニック， 医療法人 和楽会 心療内科神経科 赤坂クリニック
山田 和夫	医療法人 和楽会 横浜クリニック 院長， 東洋英和女学院大学 教授
熊野 宏昭	東京大学大学院 医学系研究科 ストレス防御・心身医学 准教授
大宮司 信	北海道大学 医学部 保健学科 教授
大井 玄	東京大学 名誉教授
石井 朝子	サウスカロライナ州立クレムゾン大学 教授，武田病院
貝谷 久宣	医療法人 和楽会 理事長
中野 東禅	曹洞宗総研教化研修部門 講師・武蔵野大学 講師
安藤 治	花園大学 社会福祉学部 臨床心理学科 教授

もくじ

はじめに ……………………………………………………………………………1

I　禅瞑想課題中の特殊な意識状態と
　　その精神生理学的メカニズム ……………………………………………5
　　A，研究方法：対象および検査スケジュールと禅瞑想（数息観）課題 …6
　　B，研究方法：生理学的指標および性格特性 ………………………………7
　　C，禅瞑想課題による脳波および自律神経活動の変化 ……………………8
　　D，禅瞑想課題による脳波および自律神経活動の変化と性格特性との
　　　　関連性 ………………………………………………………………………9
　　E，瞑想の特殊な意識状態とその精神生理学的メカニズム ……………11

II　ハーバード大学医学部卒後教育部門
　　「精神療法における瞑想」参加記 ………………………………………17
　　2006年6月9～10日参加記 ………………………………………………17

III　パニック障害と瞑想
　　　──東洋的統合認知行動療法として── …………………………25
　　A，死生観が及ぼすパニック障害の精神病理 ……………………………26
　　B，パニック障害に対する瞑想法 …………………………………………27

1

Ⅳ 瞑想の画像研究のレビュー …………………………………33

- A, 瞑想とは何か ……………………………………………33
- B, 先行研究の方法論 ………………………………………37
- C, 先行研究で明らかになったこと ………………………38
- D, まとめ ……………………………………………………46

Ⅴ 変性意識状態の精神病理と精神療法 ─憑依状態を出発点として─ ………………………51

- A, 憑依状態 …………………………………………………51
- B, 憑依状態・トランス・変性意識状態 …………………54
- C, ハレとケ, 聖と俗 ………………………………………55
- D, 聖俗と時間 ………………………………………………56
- E, 治療者の変性意識状態と精神の「いやし」…………59
- F, 観照・瞑想・坐禅と精神病理・精神療法 ……………62

Ⅵ 在家坐禅者のこころ …………………………………65

- A, 坐禅をする意味 …………………………………………65
- B, 死の恐怖の成因 …………………………………………66
- C, アトム的自己とつながりの自己 ………………………68
- D, 死の感覚と自己観 ………………………………………69
- E, 世界とのつながりが強いとき …………………………70

Ⅶ 弁証法的行動療法 (Dialectical Behavior Therapy : DBT) ……………75

- A, 弁証法的視点と弁証法的戦略 …………………………76
- B, 弁証法的行動療法の治療モード ………………………77
- C, まとめ ……………………………………………………87

Ⅷ 坐禅により軽快した非定型うつ病の 1 例 ……………89
- A，事例 21 歳 女子学生 ……………………………89
- B，考 察 ……………………………………………94

Ⅸ 寂静と念の方向性 ……………………………………103
- A，問題の所在 ………………………………………103
- B，坐禅は「仏陀の涅槃」に直結 …………………103
- C，寂静に帰る調身・調息・調心の徳 ……………107

Ⅹ 精神療法としての瞑想——その発展と近年の潮流 …117
- A，瞑想研究の発展 …………………………………118
- B，精神療法における瞑想の導入 …………………119
- C，瞑想の治療メカニズム …………………………120
- D，認知行動療法からの注目 ………………………123
- E，精神療法家のための瞑想 ………………………124
- F，まとめ ……………………………………………126

あとがき …………………………………………………133

はじめに

　この本は第6回日本認知療法学会（平成18年10月7〜9日，東京大学駒場キャンパス）において行われたシンポジウム「観照・瞑想・坐禅のブレインサイエンスと精神療法」で発表された内容にさらに2，3の論文を加えて構成されている。まずシンポジウムが開催されたいきさつから述べよう。平成15年に第5回認知療法学会の会長を編者が引き受けたとき，「認知療法の中枢性基盤（生物学的基盤）—神経画像の知見を中心に」と題するシンポジウムを組んだ。このシンポジウムは大変好評であり，第6回認知療法学会　丹野義彦会長からこれに類したシンポジウムを企画するように依頼され，行ったものである。そもそもこのようなテーマを選んだのは，編者が玄侑宗久著「禅的生活」のなかでアンドリュー・ニューバーグによる悟りの脳画像研究所見が紹介されていたことによる。この話を厚生労働省パニック障害研究班長でもあり，長年の仲間である東京大学心療内科　熊野宏昭准教授に話したところ，彼は若い頃より瞑想を行っており，心療内科領域における坐禅や悟りについての話がはずんだ。このようなことをきっかけにして，瞑想—心に平安をもたらす手立て—を私たちが日常対面している不安・抑うつの患者に適応はできないか，またできるとしたらどのようにしたらよいかということを考えるにいたった。時を同じくして，ヴィッパサーナ瞑想を基本にしたマインドフルネス—シンポジウムでは観照としている—という新しい精神療法が境界性人格障害の弁証法的精神療法に取り入れられているということも知

はじめに

った。そして，編者自身がパニック障害に併発するうつ病—パニック性不安うつ病—の治療に四苦八苦しており，薬物療法だけではどうにもならなく，新しい治療法を模索している時期でもあった。

　内容について簡単に触れると，ダグラス・イームス氏はバーチャル・リアリティーをはじめとする新しい機器を使い不安・恐怖症に取り組んでいる東京サイバークリニックの院長である。先年の春，ハーバード大学がボストンで行った精神療法と瞑想のシンポジウムに参加し，米国が東洋の瞑想を取り入れた精神療法を20年来行ってきた実績の一部を紹介してもらった。山田和夫氏はパニック障害患者が瞑想により自己治療した記録を元に，東洋的な精神療法について話していただいた。熊野昭宏氏は近年盛んになされている瞑想の脳画像研究についてレビューした。大宮司信氏は生物学的精神医学でも大成された学者であるが，長年研究されている憑依状態や変性意識状態と坐禅による精神療法との関係について教えていただいた。大井　玄氏は編者が尊敬する在家坐禅者である。氏は社会医学者としてまた実際に高齢の患者を身近に診察される臨床医として死の恐怖，自我のあり方，坐禅について深い洞察をいただいた。

　この5人のシンポジスト以外にプレシンポジウムでは日本における弁証法的行動療法の先覚者であられる石井朝子氏からマインドフルネスについての特別発言をいただいた。さらに，シンポジウムには出席されなかったが方々からも貴重な原稿をいただいた。曹洞宗大本山永平寺に近い福井医科大学の村田哲人氏らからは，初心者の禅瞑想時の脳波についての研究と瞑想時の脳波研究のレビューをいただいた。この論文は金沢大学名誉教授　越野先生の好意的なご指示によるものである。坐禅がストレス性精神障害の治療的瞑想となるかどうかということは臨床的にははなだ重要な問題である。このことについて医学，生命倫理さらには精神医学に造詣の深い禅僧中野東禅師から明快な回答をいただいた。最後に，編者が最近経験した坐禅により精神的な苦痛が和らげられた非定型うつ病事例について追加し，坐禅をはじめとする瞑想の精神療法的な意義について多少の討論を加えた。

この本の編集を終え出版が間近になった頃,「瞑想の精神医学」や「ZEN心理療法」の著者であり,この分野では日本の先覚者の一人である安藤　治氏にお会いする機会があった。この本の話を申し上げたところ,安藤氏にも執筆していただけることになり,この本の完成度をより高めることが可能となった。

　終わりにあたり,瞑想や坐禅が心を病む人たちの救いの手段として広く用いられるようになるきっかけを本書が作ってくれれば編者の無上の喜びとなりましょう。

　　　　　　平成19年丁亥　葉月　　　蝉時雨の蓼科三井の森にて
　　　　　　　　　　　　　　　　　　　　　　　　　　貝　谷　久　宣

第6回認知療法学会へのプレシンポジウム
NPO不安・抑うつ臨床研究会　第7回八ヶ岳シンポジウム
　　　「観照・瞑想・座禅の脳科学と精神療法」
場所：蓼科三井の森　医療法人　和楽会　セミナーハウス
日時：平成18年8月19日（土）
　　14：00 − 14：30
　　　座長　野村　忍（早稲田大学人間科学大学院）
　　　　　ダグラス・イームス（東京サイバークリニック院長）
　　　　　　Harvard Medical School Seminar："Meditation in Psychotherapy" June 9-10, 2006 参加報告
　　14：30 − 15：00
　　　座長　竹内龍雄（帝京大学名誉教授）
　　　　　山田和夫（横浜クリニック・東洋英和女子大学大学院教授）
　　　　　　パニック障害と瞑想

はじめに

15：00 － 15：45
　座長　久保木富房（東京大学名誉教授）
　　　熊野宏昭（東京大学心療内科）
　　　　観照・瞑想・座禅の脳画像研究レビュー

15：45 － 16：00
　　　休憩

16：00 － 17：00
　座長　坂野雄二（北海道医療大学教授）
　　　大宮司信（北海道大学医学部保健学科教授）
　　　　精神医学から見る宗教

17：00 － 17：50
　座長　貝谷久宣（医療法人　和楽会　理事長）
　　　大井　玄（東京大学名誉教授）
　　　　在家座禅者のこころ

17：50 － 18：40
　座長　貝谷久宣（医療法人　和楽会　理事長）
　　指定討論
　　　　岡崎祐士（東京都立松沢病院院長）
　　　　石井朝子（東京都精神医学総合研究所）
　　総合討論

19.00 －　　　　　ガーデンパーティー

I 禅瞑想課題中の特殊な意識状態とその精神生理学的メカニズム

村田哲人, 高橋哲也, 和田有司
(福井大学医学部病態制御医学講座精神医学領域)

　瞑想は深いリラックスと高い覚醒が共存する特殊な意識状態であり(坐禅, ヨガ, transcendental meditation をはじめ, 世界中でさまざまな技法で行われ), ストレス緩和や情動安定化作用によって健康の維持や QOL の改善を導くことが知られている[1,2]。臨床医学でもその有用性が注目され, 瞑想を用いた自律訓練によってストレスの軽減や感情の統制が可能となり, 自律神経機能や免疫機能を高めることで, 心血管機能の改善[3], 癌の進行抑制[4], 疼痛コントロール[5], および不安障害やうつ病への適用[1] などが報告されている。瞑想の原理とそのメカニズムについて, Mikulas ら[6] はさまざまな技法や形式で施行されている瞑想を三つの構成要素(正座や臥床など瞑想の体位を表す form, 呼吸など意識を集中させる対象となる object, また瞑想者の性格特性を表す attitude) と瞑想により惹起される特殊な意識状態を表す behaviors of mind にわけることで, その多様性を系統的に表現することを提案した(図1)。そして, この behaviors of mind は, 瞑想法の違いにかかわらず internalized attention (内在化された注意) と mindfulness (正念, 正しい気づき) の二つに集約されると考えられている。

　近年, 瞑想中の生理学的変化について研究が進み, 脳波, 自律神経活動, 脳内神経伝達物質などを指標とした報告がなされている。すなわち, 脳波変化としては前頭部を中心とした α 波や θ 波の増加[7~9], 自律神経活動の変化として副交感神経活動の賦活[10] や交感神経活動の抑制[11] および血圧・脈拍

I. 禅瞑想課題中の特殊な意識状態とその精神生理学的メカニズム

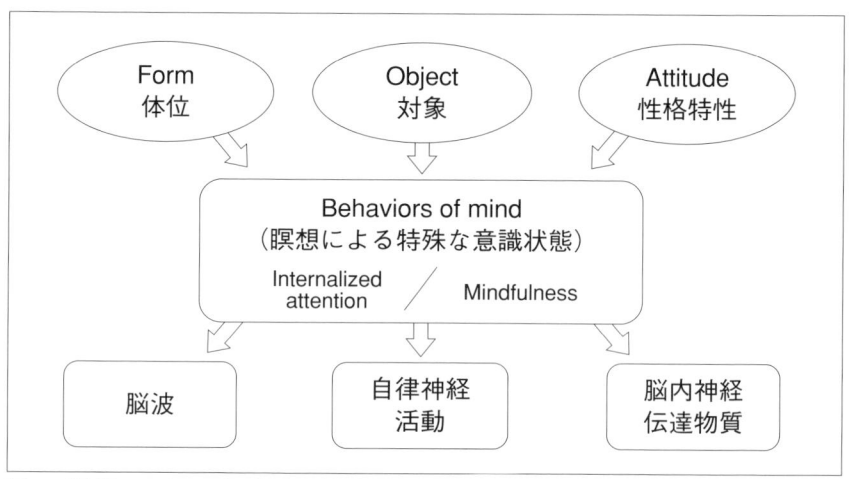

図1 瞑想のメカニズムとその精神生理学的変化

の低下[12]など，また脳内神経伝達物質の変化としてセロトニンおよびドーパミン神経活動の賦活[13,14]などが指摘されている（図1）。しかしながら，これまで瞑想による生理学的な変化そのものに着目した研究がほとんどであり，これらの生理学的変化について，瞑想によって導かれる特殊な意識状態や瞑想者の性格特性との関連性にまで焦点を当てた報告は乏しい。筆者らは，禅瞑想法の一つである数息観課題遂行中の脳波および自律神経活動の指標となる心拍変動の変化を定量解析し，これらの結果から瞑想中の特殊な意識状態およびその精神生理学的メカニズムについて検討してきた[15,16]。数息観は呼吸に意識を集中することによって精神の安定を図り，特別な訓練を要さずに誰もが簡単に取り組める初歩的な禅瞑想法である[17]。

A 研究方法：対象および検査スケジュールと禅瞑想（数息観）課題

対象は，非喫煙者で現在の薬剤使用がなく，瞑想の経験のない健常男性ボランティア23人（平均年齢24.6±1.89歳）で，全員から文書による同意を得た。

生理検査前日に数息観課題の説明，激しい運動の制限，性格検査を施行しカフェイン，アルコール摂取の禁止を指示した。数息観を用いた瞑想課題の練習を十分に行った。

 その翌日の午前9時より瞑想課題と生理検査を施行した。被検者に脳波と心電図の記録電極を装着した後，数息観は呼吸に意識を集中することによって，精神の安定を図る禅瞑想法の一つであり[17]，呼気に合わせて数を1から100まで数え，数える途中の条件として，集中して行うこと，勘定を間違えないこと，雑念を交えないこと，これらの条件に反したり，数え終えたら再び1に戻ることを繰り返した。呼吸回数は心拍変動に大きく影響するためコントロール課題，数息観課題ともにメトロノームの音に合わせて呼吸回数を15回/分＝0.25 Hzに統制した。通常，数息観は正座で施行されるが，今回対象が初心者であり，正座を維持すること自体がストレスとなって課題の遂行の妨げとなる可能性を考慮し，コントロール課題，数息観課題とも臥位で施行した。

研究方法：生理学的指標および性格特性　B

 生理学的指標として，脳波と自律神経活動を反映する心拍変動を記録した。脳波は，F3, F4, C3, C4, O1, O2の各脳部位（国際10-20電極法）から導出し，数息観による呼吸が正しく施行されているかどうかを，呼吸運動をモニターすることで確認した。また眠気やアーチファクトを除外するために眼球運動，瞬目をモニターした。周波数帯域を$\theta 1$, $\theta 2$, $\alpha 1$, $\alpha 2$, βの5つに設定した。パワースペクトル解析はアーチファクトを含まない連続する2.56秒を1エポックとする脳波波形を高速フーリエ変換し，ランダムに選択された全24エポックを解析した。心拍変動は縦軸をR-R間隔，横軸を時間とした，時系列データをパワースペクトル解析し（256秒間のR-R間隔に対して高速フーリエ変換を施行して），normalized unitに補正したhigh-frequency パワー（nuHF）を副交感神経活動の指標に，normalized unitに補正

I. 禅瞑想課題中の特殊な意識状態とその精神生理学的メカニズム

した low-frequency パワー（nuLF）および LF/HF を交感神経活動の指標とした。

今回，瞑想の意識状態に大きく影響する attitude すなわち性格特性の評価には，Cloninger の気質と性格モデル（Temperament and Character Inventory, TCI）の日本語版を用いた[18,19]。このモデルはそれぞれの性格特性を脳内神経伝達物質と関連づけ，ドーパミン神経活動は新奇性追求と，セロトニン神経活動は損害回避と，ノルアドレナリン神経活動は報酬依存とそれぞれ関連していることが示唆されている。

C 禅瞑想課題による脳波および自律神経活動の変化

瞑想課題中の脳波変化として，コントロール課題に比べて，F3，F4 の $\theta 2$ パワー値と F3，F4，C3，C4 の $\alpha 1$ パワー値の上昇が認められた（図2）。

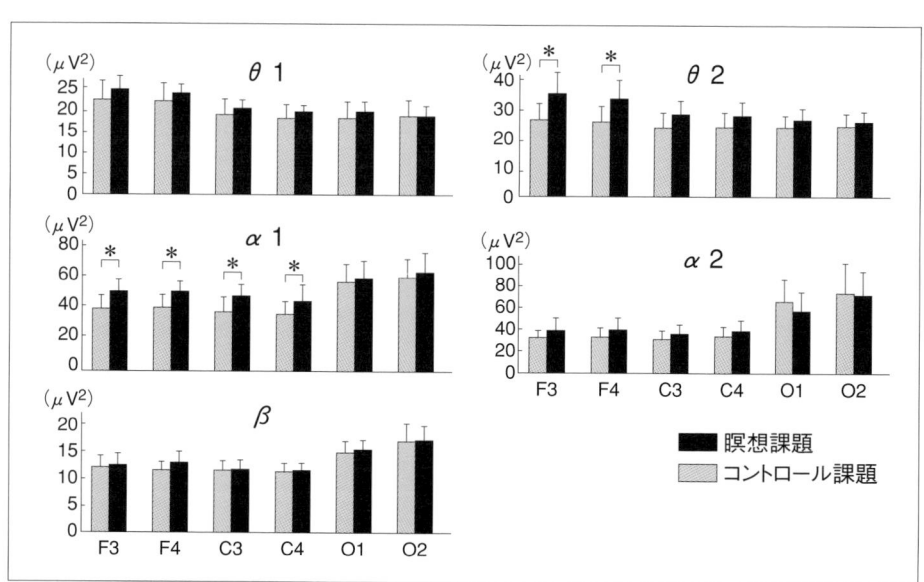

図2　瞑想課題による脳波の変化
　　＊ $p < 0.01$（two-tailed paired Student's t-test）

D. 禅瞑想課題による脳波および自律神経活動の変化と性格特性との関連性

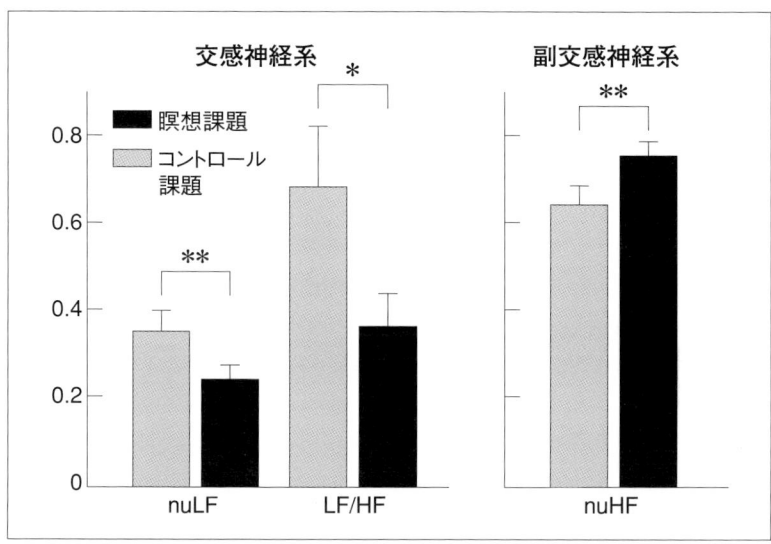

図3 瞑想課題による自律神経活動の変化
＊＊ p < 0.0001, ＊ p < 0.005 (two-tailed paired Student's t-test)

瞑想課題中の心拍変動の変化として，コントロール課題に比べて，交感神経活動の指標であるnuLF，LF/HFの低下と副交感神経活動の指標であるnuHFの上昇がみられた（図3）。

禅瞑想課題による脳波および自律神経活動の変化と性格特性との関連性

瞑想課題による各生理学的指標の変化率を，コントロール課題をベースラインとしたパーセントチェンジとして算出した。瞑想によって有意に変化した脳波と心拍変動の変化率間の相関では，F3，F4，C3，C4の$\alpha 1$と交感神経活動の指標であるnuLF，LF/HFの間に負の相関が，F3，F4の$\theta 2$と副交感神経活動の指標であるnuHFの間に正の相関がみられた（表1）。脳波の変化率と性格特性との間の相関では，F3，F4の$\theta 2$と損害回避に正の相関が，F3，F4，C3の$\alpha 1$と新奇性追求に正の相関がみられた（表2）。また心拍変

表1 瞑想課題による脳波パワー値の変化率と心拍変動の変化率間の相関

	交感神経		副交感神経
	nuLF	LF/HF	nuHF
θ2 F3	−0.003	−0.086	0.544 *
θ2 F4	−0.271	−0.352	0.642 **
α1 F3	−0.524 *	−0.505 *	0.206
α1 F4	−0.525 *	−0.514 *	0.206
α1 C3	−0.480 *	−0.502 *	−0.027
α1 C4	−0.483 *	−0.471 *	0.001

* $p < 0.05$, ** $p < 0.01$ (Pearson's correlation coefficients)
Takahashi et al., Int J Psychophysiol 55：199–207, 2005 [16]
一部改変

表2 瞑想課題による脳波パワー値，心拍変動の変化率と性格傾向の相関

	新奇性追求	損害回避	報酬依存
脳波パワー値			
θ2 F3	0.096	0.488 *	−0.134
θ2 F4	0.307	0.484 *	0.032
α1 F3	0.605 **	0.150	0.073
α1 F4	0.588 *	−0.108	0.202
α1 C3	0.523 *	−0.197	0.082
α1 C4	0.399	−0.193	−0.015
心拍変動			
nuLF	−0.603 **	−0.085	0.176
LF/HF	−0.709 **	−0.055	0.247
nuHF	0.380	0.130	−0.400

* $p < 0.05$, ** $p < 0.01$ (Pearson's correlation coefficients)
Takahashi et al., Int J Psychophysiol 55：199–207, 2005 [16]
一部改変

動の変化率と性格特性との間の相関では，交感神経活動の指標であるnuLF，LF/HFと新奇性追求に負の相関がみられた（表2）。

瞑想の特殊な意識状態とその精神生理学的メカニズム

前頭部のα波はさまざまな認知機能に関連することが知られ、Shawら[20]は内的注意によるα波の同期化と外的注意によるα波の脱同期化を報告している。またこれまでに、さまざまなタイプの瞑想中に、外部からの不適切な情報を遮断したinternalized attentionの維持により、前頭部の遅いα波が増強されることが報告されている[8,16,21]。以上より、本研究での禅瞑想課題による前頭部の遅いα波の増加はinternalized attentionの高まりを示唆する所見と考えられる。

今回の相関を用いた結果から、前頭部の遅いα波、交感神経活動、新奇性追求の3者間に、図4左のような相互関係が示された。Cloninger[18]の気質と性格モデルにおいて、新奇性追求は脳内神経伝達物質のドーパミン神経活動と関連していることが示唆されている。これまでの薬理学的な研究では、ドーパミン神経活動および交感神経活動がα波の出現と関連すること[22,23]、さらにドーパミン神経活動による交感神経活動の調節[24,25]が報告されている。本研究の結果とこれらの文献的知見をまとめると、瞑想課題によって惹起されたinternalized attentionは前頭部の遅いα波の増加や交感神経活動の抑制をもたらし、これらの変化の背景にはドーパミン神経活動が関与している可能性が示唆される。

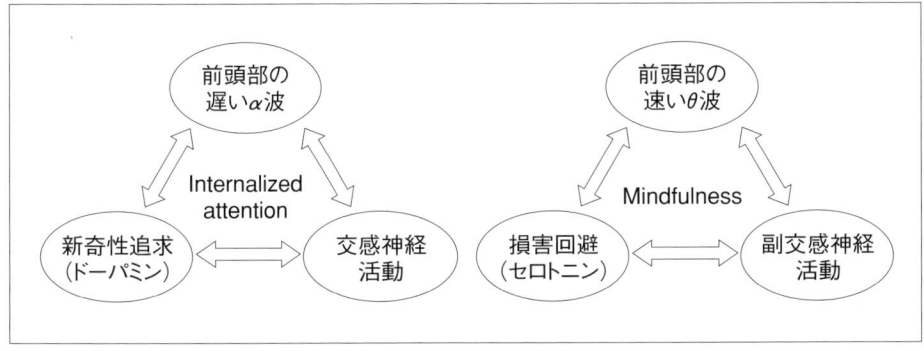

図4　瞑想の2つの主要な意識状態とその精神生理学的メカニズム

I. 禅瞑想課題中の特殊な意識状態とその精神生理学的メカニズム

　一方，前頭部のθ波は感情統制のメカニズムと関連することが知られている[26,27]。さまざまな瞑想技法でθ波の出現が認められ，AftanasとGolocheikine[9]はヨガ瞑想中に惹起されたθ波とblissful feeling（至福感）との相関を，またDunnら[7]はマインドフルネス瞑想中（今ここにあることに集中する瞑想法で，心理療法の分野で成果をあげている）のθ波の出現に注目している。以上より，本研究での禅瞑想課題による前頭部の速いθ波の増加はmindfulnessの高まりを示唆する所見と考えられる。

　今回の相関を用いた結果から，前頭部の速いθ波，副交感神経活動，損害回避の間に，図4右のような相互関係が示された。Cloninger[18]の気質と性格モデルにおいて，損害回避は脳内神経伝達物質のセロトニン神経活動と関連していることが示唆されている。これまでの薬理学的研究では，セロトニン神経活動の高まりがθ波の出現をもたらすこと[28]，セロトニン神経活動によって副交感神経活動を中心とした自律神経活動が調節されること[29,30]，および副交感神経活動の刺激によるθ波の賦活[10,17]が報告されている。本研究の結果とこれらの文献的知見をまとめると，瞑想課題によって惹起されたmindfulnessは前頭部の速いθ波の増加や副交感神経活動の増加をもたらし，これらの活動の背景にはセロトニン神経活動が関与している可能性が示唆される。

　本研究より，瞑想中の意識状態の主要な二つの構成要素とされるinternalized attentionとmindfulnessのそれぞれが，異なる生理学的特性と性格傾向の組み合わせによって特徴づけられる可能性が示された（図4）。すなわち，internalized attentionはドーパミン神経活動との関連性が示唆されている新奇性追求と相関し，前頭部領域の遅いα波と交感神経活動により調節されていることが推察された。さらにmindfulnessはセロトニン神経活動との関連性が示唆されている損害回避と相関し，前頭部領域の速いθ波と副交感神経活動により調節されていることが推察された。本研究では被験者全員が瞑想の経験がない健常成人のみを対象としたが，今後さらに瞑想のトレーニングを積むことによる，瞑想の性質の変化（たとえば，internal attention主体か

ら mindfulness 主体への推移など）を，縦断的に検討することは今後の重要な課題と考えられる．本研究は，瞑想の特殊な意識状態について，その精神生理学的メカニズムまで掘り下げて検討した点で有意義であり，瞑想によるストレス緩和や情動安定化作用を始めとする QOL の改善や臨床面への応用などに向けて，今後のさらなる展開が期待される．

文　献

1) Mason LI, Alexander CN, Travis FT, et al.：Electrophysiological correlates of higher states of consciousness during sleep in long-term practitioners of the Transcendental Meditation Program. Sleep；20：102-110, 1997.
2) Bishop SR：What do we really know about mindfulness-based stress reduction? Psychosom Med；64：71-84, 2002.
3) Barnes VA, Treiber FA, Davis H：Impact of Transcendental Meditation on cardiovascular function at rest and during acute stress in adolescents with high normal blood pressure. J Psychosom Res；51：597-605, 2001.
4) Hidderley M, Holt M：A pilot randomized trial assessing the effects of autogenic training in early stage cancer patients in relation to psychological status and immune system responses. Eur J Oncol Nurs；8：61-65, 2004.
5) Astin JA：Mind-body therapies for the management of pain. Clin J Pain；20：27-32, 2004.
6) Mikulas Wl：Mindfulness, self-control, and personal growth. In M. G. T. Kwee （Ed.）, Psychotherapy, meditation, and health （pp. 151-164）. London：East West Publications, 1990.
7) Dunn BR, Hartigan JA, Mikulas WL：Concentration and mindfulness meditations：unique forms of consciousness. Applied Psychophysiol Biofeedback；24：147-165, 1999.
8) Travis F：Autonomic and EEG patterns distinguish transcending from other experiences during Transcendental Meditation practice. Int J Psychophysiol；42：1-9, 2001.
9) Aftanas LI, Golocheikine SA：Human anterior and frontal midline theta and lower alpha reflect emotionally positive state and internalized attention：high-resolution

EEG investigation of meditation. Neurosci Lett ; 310 ： 57-60, 2001.
10) Jerath R, Edry JW, Barnes VA, et al.： Physiology of long pranayamic breathing ： Neural respiratory elements may provide a mechanism that explains how slow deep breathing shifts the autonomic nervous system. Med Hypotheses ; 67 ： 566-571, 2006.
11) Curiati JA, Bocchi E, Freire JO, et al.： Meditation reduces sympathetic activation and improves the quality of life in elderly patients with optimally treated heart failure ： a prospective randomized study. J Altern Complement Med ; 11 ： 465-472, 2005.
12) Mathias CJ ： Management of hypertension by reduction in sympathetic activity. Hypertension ; 17 (Suppl 4) ： III69-74, 1991.
13) Walton KG, Pugh ND, Gelderloos P, et al.： Stress reduction and preventing hypertension ： preliminary support for a psychoneuroendocrine mechanism. J Altern Complement Med ; 1 ： 263-283, 1995.
14) Kjaer TW, Bertelsen C, Piccini P, et al.： Increased dopamine tone during meditation-induced change of consciousness. Brain Res Cogn Brain Res ; 13 ： 255-259, 2002.
15) Murata T, Takahashi T, Hamada T, et al.： Individual trait anxiety levels characterizing the properties of Zen meditation. Neuropsychobiology ; 50 ： 189-194, 2004.
16) Takahashi T, Murata T, Hamada T, et al.： Changes in EEG and autonomic nervous activity during meditation and their association with personality traits. Int J Psychophysiol ; 55 ： 199-207, 2005.
17) Kubota Y, Sato W, Toichi M, et al.： Frontal midline theta rhythm is correlated with cardiac autonomic activities during the performance of an attention demanding meditation procedure. Brain Res Cogn Brain Res ; 11 ： 281-287, 2001.
18) Cloninger CR ： A systematic method for clinical description and classification of personality variants. Arch Gen Psychiatry ; 44 ： 573-588, 1987.
19) Kijima N, Tanaka E, Suzuki N, et al.： Reliability and validity of the Japanese version of the Temperament and Character Inventory. Psychol Rep ; 86 (3 Pt 1) ： 1050-1058, 2000.
20) Shaw JC ： Intention as a component of the alpha-rhythm response to mental activity. Int J Psychophysiol ; 24 ： 7-23, 1996.
21) Aftanas LI, Golocheikine SA ： Non-linear dynamic complexity of the human EEG during meditation. Neurosci Lett ; 330 ： 143-146, 2002.
22) Ferger B, Stahl D, Kuschinsky K ： Effects of cocaine on the EEG power spectrum of rats are significantly altered after its repeated administration ： do they reflect sensitiza-

tion phenomena? Naunyn Schmiedebergs Arch Pharmacol ; 353 ： 545-551, 1996.
23) Stahl D, Ferger B, Kuschinsky K ： Sensitization to d-amphetamine after its repeated administration ： evidence in EEG and behaviour. Naunyn Schmiedebergs Arch Pharmacol ; 356 ： 335-340, 1996.
24) Franchi F, Lazzeri C, Barletta G, et al. ： Centrally mediated effects of bromocriptine on cardiac sympathovagal balance. Hypertension ; 38 ： 123-129, 2001.
25) Schobel HP, Schmieder RE, Hartmann S, et al. ： Effects of bromocriptine on cardiovascular regulation in healthy humans. Hypertension ; 25 ： 1075-1082, 1995.
26) Aftanas LI, Lotova NV, Koshkarov VI, et al. ： Non-linear dynamical coupling between different brain areas during evoked emotions ： an EEG investigation. Biol Psychol ; 48 ： 121-138, 1998.
27) Kabat-Zinn J, Massion AO, Kristeller J, Fletcher KE, Pbert L, Lenderking WR, Santorelli SF ： Effectiveness of a meditation-based stress reduction program in the treatment of anxiety disorders. Am J Psychiatry 149 ; 936-943.
28) Anderer P, Saletu B, Pascual-Marqui RD ： Effect of the 5-HT (1A) partial agonist buspirone on regional brain electrical activity in man ： a functional neuroimaging study using low-resolution electromagnetic tomography (LORETA). Psychiatry Res 4 ; 100 ： 81-96, 2000.
29) Izzo PN, Deuchars J, Spyer KM ： Localization of cardiac vagal preganglionic motoneurones in the rat ： immunocytochemical evidence of synaptic inputs containing 5-hydroxytryptamine. J Comp Neurol ; 327 ： 572-583, 1993.
30) Wang Y, Ramage AG ： The role of central 5-HT (1A) receptors in the control of B-fibre cardiac and bronchoconstrictor vagal preganglionic neurons in anaesthetized cats. J Physiol ; 536 (Pt 3) ： 753-767, 2001.

Harvard Medical School Department of Continuing Education Seminar : Meditation in Psychotherapy June 9-10, 2006 ; Conference Report

Douglas Eames (Tokyo Cyber Clinic)
訳 岩佐玲子
(Tokyo Cyber Clinic, 医療法人和楽会 心療内科神経科 赤坂クリニック)

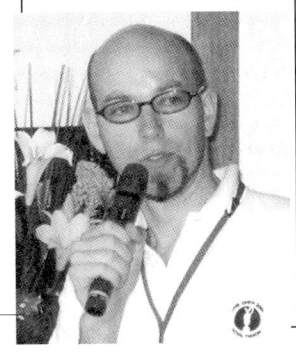

ハーバード大学医学部卒後教育部門「精神療法における瞑想」 2006年6月9〜10日 参加記

　これは「心理療法における瞑想」と題された教育コースの要約である。このコースは，ケンブリッジ健康連盟医師協会とハーバード・メディカル・スクール教育部門の主催で行われ，2006年6月9，10日にボストンで開催された。

　2日間のセミナーには700人以上が参加した。参加者は，一般の医師，精神科医，心理士，ソーシャルワーカー，心理カウンセラー，看護師などであった。このセミナーの目玉は，著名な人々が演者となるパートで，ここではハーバート・ベンソン（リラクセーション反応の概念を一般に広めた），マーク・エプスタイン［『Thoughts Without a Thinker : Psychotherapy From a Buddhist Perspective』著者］，ジョン・カバットジン［『Full Catastrophe Living : Using the Wisdom of Your Body and Mind to Face Stress, Pain, and Illness』などの著名な本の著者］，ジンデル・セガール［『Mindfulness Based Cognitive Therapy for Depression』の著者］などが参加した。

Ⅱ．ハーバード大学医学部卒後教育部門「精神療法における瞑想」

　このコースの解説によると，本会議の目的は，マインドフルネスと瞑想の原理や実践が，どの程度心理療法を高めることが出来るかを探ることにあった。このコースは精神力動論や認知行動療法，東洋の伝統的な心理学の観点を取り入れて構成された。また，医療科学における最近の進歩を探求する目的もあった。さらに，臨床場面で応用できる瞑想法が紹介された。この分野におけるトップエキスパートたちは，批判的な理論上の問題点を示し，また瞑想がいかに医学的状態を良くし，治癒力を高め，治療者の個人的なウェルビーイングを強めるかを明らかにした。

　発表内容は大きく3つのカテゴリーに分類できるだろう。最初のグループは，瞑想・マインドフルネスの歴史と，特定の技法に関する発表である。第2のグループは，瞑想・マインドフルネスと心理療法の実践との関連や類似性についての発表である。第3のグループは，関連研究に加えて，治療としての瞑想・マインドフルネスの応用に焦点をあてている。2日間のセミナーは以下のプログラムで行われた。

2005年6月9日

セッション1　―午前のプログラム―　8:45〜12:30

議長：ロナルド・D・シーゲル　　心理学博士

1．思考する存在のいない思考：瞑想による心理療法のためのレッスン
　　マーク・エプスタイン　　M.D.
ニューヨーク大学　心理療法・精神分析における博士号取得後プログラム
心理学臨床准教授　ニューヨーク

　［著書］Open to Desire：The Truth About What the Buddha Taught
　　　　Thoughts Without a Thinker：Psychotherapy from a Buddhist Perspective
　　　　Going to Pieces Without Falling Apart
　　　　Going on Being：Buddhism and the Way of Change

2. 瞑想への旅
　　トルーディー・グッドマン
教育学修士　認定結婚・家族セラピスト　インサイトLA　設立・指導教師
ロサンゼルス，カリフォルニア　瞑想・心理療法学会　ニュートン，マサチューセッツ　マインドフルネス＆心理療法センター設立者，ダルマ指導者
成長する魂：子どもと親のためのマインドフルネス　共同設立者

［執筆協力］Mindfulness and Psychotherapy

3. 何故瞑想をするのか？　その方法は？
　　クリストファー・K・ゲルマー　　Ph.D.
瞑想・心理療法学会　教育責任者，教職員
ケンブリッジ健康連盟　ハーバード・メディカル・スクール　精神科部門
心理臨床インストラクター

［共同監修］Mindfulness and Psychotherapy

4. 瞑想，エモーショナル・ヒーリング，魂の変容
　　タラ・ブラック　　Ph.D.
ワシントン・インサイト・メディテーション・センター　設立者，上級指導者　臨床心理士　ワシントン仏教平和団体　共同設立者

［著書］Radical Acceptance - Embracing Your Life with the Heart of a Buddha ; In the Shadow of the Buddha

---

2005年6月9日
セッション2　―午後のプログラム―　1:45～5:00
議長：ローリー・リビングストン　　教育学博士

---

1. マインドフルネス，気分障害，うつの再発防止
　　ジンデル・セガール　　Ph.D.

Ⅱ. ハーバード大学医学部卒後教育部門「精神療法における瞑想」

アディクション＆メンタルヘルスセンター
認知行動療法部門　ディレクター　トロント，オンタリオ　トロント大学
精神科・心理学科　精神医学・心理学教授

［著書］Mindfulness Based Cognitive Therapy for Depression
　　　　Interpersonal Process in Cognitive Therapy
　　　　The Self in Emotional Distress

2．リラクゼーション反応と，瞑想による一般的な生理学的基礎
　　　ハーバート・ベンソン　　M.D.
心と身体の医学協会　創設者
ハーバード・メディカル・スクール（心と身体の医学協会提携）准教授

［著書］Mind Your Heart
　　　　The Breakout Principle
　　　　Complementary and Alternative Medicine in Rehabilitation

3．瞑想と科学：心で脳を変化させる
　　　サラ・W・ラザー　　Ph.D.
　　マサチューセッツ総合病院　心理アシスタント
　　ハーバード・メディカル・スクール　精神科　心理インストラクター

［執筆協力］Mindfulness and Psychotherapy
　　　　　　Complementary and Alternative Medicine in Rehabilitation

4．瞑想，心理療法，ポジティブ心理学
　　　チャールズ・W・スタイロン　　心理学博士
カリタス・ノーウッド病院　顧問心理士　マサチューセッツ
瞑想・心理療法協会　教職員
個人実践家　ウォータータウン，マサチューセッツ

［執筆協力］Mindfulness and Psychotherapy

2005年6月10日
瞑想— 8:00〜8:45
セッション3　—朝のプログラム—　8:45〜12:30
議長：アビバ・ゴールドマン　認定開業クリニカルソーシャルワーカー

1. 医療とメンタルヘルスの実践におけるマインドフルネスの臨床的応用
　　ジョン・カバットジン　　Ph.D.
ストレス低減クリニック　設立者・前理事
医療・メンタルヘルス・社会におけるマインドフルネスのためのセンター　専務
マサチューセッツ医科大学　医学名誉教授
マインド＆ライフ学会　理事

［著書］Coming to Our Senses
　　　　Full catastrophe living：Using the Wisdom of Your Body and Mind to Face Stress, Pain, and Illness
　　　　Wherever You Go , There You Are
　　　　Mindfulness and Meditation
　　　　Calming Your Anxious Mind
　　　　Everyday Blessing

2. 瞑想としてのヨガ：身体と精神を統一する
　　ボ・フォーブズ　心理学博士
エレメンタル・ヨガ，エレメンタル・ヨガの精神・身体　ヨガ講師訓練プログラム　創始者
認定ヨガ講師
心理・ヨガの個人実践家　ケンブリッジ，マサチューセッツ

［寄稿］ヨガ・ジャーナル

II. ハーバード大学医学部卒後教育部門「精神療法における瞑想」

3. リレーショナル・マインドフルネス，リレーショナル・セラピー
　　ジャネット・スーリ　　　Ph.D.
ウェルスレイ大学　ウェルスレイ女性センター　ジーン・ベーカー・ミラー訓練施設　設立者
瞑想と心理療法協会　　教職員，取締役会

[執筆協力] Mindfulness and Psychotherapy
　　　　　　Women's Growth in Diversity
[共著] Women's Growth in Connection
　　　　Mothering Against the Odds
　　　　Diverse Voices of Contemporary Mothers
　　　　We have to talk：Healing Dialogue Between Women and Men

5. 自己を築く－瞬間瞬間で
　　アンドリュー・オレンズキ　　　Ph.D.
仏教協会　エグゼクティブ・ディレクター　　バレー　MA
インサイト・メディテーション協会　　前エグゼクティブ・ディレクター

[執筆協力] Mindfulness and Psychotherapy
　　　　　　Encountering Buddhism

> 2005年6月10日
> セッション4　─午後のプログラム─　1:45～5:00
> 議長：ポール・R・フォートン　教育学博士

パネルディスカッション：治療にいかす瞑想─痛み・身体の病
　　ロナルド・D・シゲール　心理学博士
ケンブリッジ健康連盟　ハーバード・メディカル・スクール　精神科部門　心理インストラクター
　瞑想・心理療法協会　取締役会

［共同監修］Mindfulness and Psychotherapy
［共著］Back Sense：A Revolutionary Approach to Halting the Cycle of Chronic Back Pain

―トラウマ：マインドから抜け出す
　　ジャネット・ヤッセン　認定開業クリニカルソーシャルワーカー
ケンブリッジ健康連盟　暴力被害プログラム　危機サービスコーディネーター
ボストン地区レイプクライシスセンター　共同設立者

［執筆協力］Compassion Fatigue
　　　　　　Emergencies in Mental Health Practice

―うつ：人生に向き合う
　　ステファニー・P.・モーガン　医療ソーシャルワーカー
個人実践家　マンチェスター

［執筆協力］Mindfulness and Psychotherapy

―重篤な精神障害
　　クリストファー・ブルック　　M.D.
ケンブリッジ健康連盟　総合療法部門　医師　共同ディレクター
ハーバード・メディカル・スクール，ボストン精神分析協会　教職員

―摂食問題
　　ジーン・ファイン　認定開業クリニカルソーシャルワーカー
ケンブリッジ健康連盟　行動医学プログラム　教職
ハーバード・メディカル・スクール　精神科　准教授

［寄稿］Boston Globe
　　　　Los Angeles Times
　　　　O-The Oprah Magazine
　　　　Shape
　　　　Self

III パニック障害と瞑想
―東洋的統合認知行動療法として―

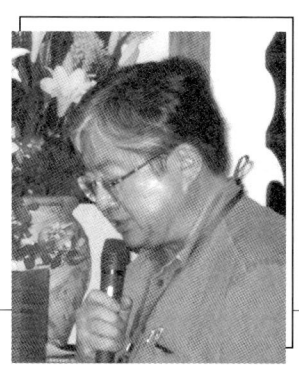

山田　和夫
（和楽会横浜クリニック・東洋英和女学院大学）

　パニック障害はSSRIを服用することでかなり改善するようになりました。しかし完治はなかなか難しく，パニック発作は起こらなくなるものの漠然とした予期不安を抱え，行動範囲も制限されていることが多くQOLが低下したままの状態の人も多くみられます。認知行動療法を加えても行動範囲に改善をみるものの潜在的に不安障害を抱えています。あと一歩のようにみえますがそのあと一歩がなかなか克服できません。日常生活にとくに支障はないからと，状況を受け入れて納得している人も多くみかけます。根本的に「死の恐怖」があります。身体症状は「死の感じ」に直結します。死は自然・当然のものとして受け入れられていません。自然として「あるがまま」でいられません。日本人としての「死生観」を確立していないことにも起因しています。現代日本社会は「死」は無いものとして，見ないものとして社会生活が営まれています。死はタブー化されているとも言われます。日々の生活文化の中に「死」は潜在化してしまっています。生きる欲望，執着が強くなっています。そのため余計に「死の恐怖」となります。

　WHOは新しい健康の定義[1]として，これまでのBio-Psycho-Social Health（生物学的-心理学的-社会的健康）のほかにSpiritual Healthを加えることが検討されてきています。Spiritualを日本語に直すことは難しい。現象としては生命力に近い。具体的には生きがい，生きる目的・意味，哲学的には実存的，宗教的には霊性と訳されることがあります。これは日本のSpiritualityの代表としてとして禅の大家鈴木大拙の「日本的霊性」が取り上げられたことによります。心の病にはSpiritual Thrapyが必要な次元があります。歴史的に日本のもっとも洗練されたSpiritual Thrapyとして「禅」,「瞑想」があります。パニック障害は死の恐怖を伴います。これはその人の死生観によってその恐怖の色彩は随分違います。宗教が自身の中に確立していれば,死の恐怖は少ない。宗教心の薄い現代日本人には「死の恐怖」は強い。パニック障害を起こした人は性格変化を起こしたかのように,生きる自信を失います。その改善のために,本来の生きる自信を取り戻すためにSpiritual Thrapyの1つとして「禅」や「瞑想」は有用であると考えるようになりました。

A 死生観が及ぼすパニック障害の精神病理 [2]

　和辻哲郎の「風土」[3]によりますと,モンスーン気候に仏教が生まれ,砂漠気候にイスラム教が生まれ,牧畜気候にキリスト教が定着していきました。文化に風土的必然があることを提示した古典的名著です。それぞれの宗教から特有の死生観が形成されていきました。モンスーン気候の主要食物は稲です。稲は1年性草本で秋には収穫され,枯れて消滅します。台風などの自然災害がくれば,その時点で死んでしまうこともあります。そこには生命に対する無常観・諦観が形成されます。「生の欲望」が強ければ,諦観は持つことができず,「死の恐怖」が強まります。キリスト教社会の主要食生産は牧畜です。牧畜の基本は結合・生殖と生命の連続です。生命は自然の影響を受けることは少なく,人間中心主義となります。自然と「生きる本能」,「生・性の欲望」が人生の基本となってきます。

　パニック障害の心理的背景に「死の恐怖」があります。「死の恐怖」に対してはその人の有する「死生観」強く影響してきます。「死の恐怖」の表裏・表には「生の欲望」があります。パニック障害に対する精神療法を編み出した森田正馬とS.フロイトは,自身がパニック障害を有していました。

そのパニック障害を分析，自己治療していく中で東洋的仏教文化を背景として森田は森田療法を，西洋的キリスト教・ユダヤ教文化を背景として精神分析療法が必然的に産み出されていきました。森田は「死の恐怖」を強く意識して「生の本能」を考察しました。フロイトは「生・性の本能」から「死の本能」を考察しました。

森田は，昭和5年に長男正一郎を結核で亡くし，昭和10年には妻久亥に急逝され，昭和12年には最愛の母亀女を亡くしています。森田は日本を代表する哲学者西田幾多郎と同様に「人生の無常・悲哀」を深く感じ，母を追うようにして昭和13年，64歳という初老期に亡くなっています。そのパニック障害を有した人生は日本的に儚かった。それに対してフロイトは6人の子供と50人近い孫を有しました。大変生命的・生産的でした。それでも「性欲を抑制」したがためにパニック障害になったと考えました。晩年は顔面の癌に冒されながらも，「生の欲望」から諦めることなく何度も手術を受け，亡くなる直前まで臨床と研究を続けました。森田が亡くなった1年後に83歳のエネルギッシュな人生を全うしました。パニック障害を有しながらもまさに異文化の好対照な人生でした。

日本人のパニック障害を完治までもたらす為には「禅」，「瞑想」などの東洋的精神修養の併用が必要ではないかと意識するようになりました。

パニック障害に対する瞑想法

そのようなイメージを持っていた時に一つの訳本に巡り会いました。Bronwyn Fox 著「Power Over Panic — Freedom from Panic/Anxiety Disorders（パニック障害入門―不安を克服するために．星和書店．1998）」[4]です。Foxはオーストラリアの臨床心理士で，自身がパニック障害に苦しんだ女性です。専門家として種々の療法を受けましたが完全な完治には至りませんでした。そのような闘病の中で最終的に「瞑想」によって完治を得ました。その実体験からパニック障害の治療プログラムを確立し，その具体的手

順をまとめたのが「パニック障害入門」です。実体験に基づいたものだけに，大変説得力があります。Foxは真の回復のために5つのステップを提唱しています。ステップ①②は「理解と受け入れ」，ステップ③が「瞑想—なぜ行うのか」，ステップ④が「瞑想—いかに行うか」，ステップ⑤が「思考をコントロールする」，ステップ⑥が「回復の達成」という順です。心理教育的にパニック障害を理解し受け入れた後に，日々の瞑想（1日に20分間を2回）を繰り返すこと（4段階）によってリラクセーション，静寂，真の不安からの開放を得ていきます。

1. ステップ①② 理解と受け入れ

Foxは言います。「パニック障害は憎悪すると，私たちの生活を破壊してしまいます。この障害の力に押さえ込まれて何年も生活していると，何をしようとしても完全な無力感にさいなまれます。パニック障害にかかった人たちは，回復後でも，まだときおり，発作を経験することがあります。パニック障害と回復との差は，力をこの障害から自分の方に取り戻し，不安や発作を恐れなくなることです。私たちは力の均衡点を移動させます。すると，『もしも』の不安は消えて，ときたま襲う発作がどんなに激しくても『それがどうした！』という態度が取れるようになります。『それがどうした！』の態度こそが，力を取り戻した姿なのです。」

回復の最初のステップとして自分自身に対する「思いやり」が強調されます。「思いやり」とはとても良い言葉・対応です。なかなか日本のパニック障害治療には出てこない言葉です。「力を取り戻すにあたって最大の障壁は，自分に向ける『思いやり』の欠如です。ここでいう『思いやり』とは『容認』であり，たいていの人が思うように，『私はふがいない，間抜けだ，役立たずだ』などと精神的に自虐的になったり，激しい自己嫌悪の感情に陥ったりせずに，自分が受けている苦痛を十分に感じ取る包容力を指します。（中略）自分自身に向ける『思いやり』にパニック障害の理解が結びつけば，それはまさしく第一ステップとなります。『自分に何が起きているのか』がわかり，

それが起きる理由を理解することは重要です。この障害を理解し，受容できたときだけ，私たちは回復に向かう作業を始めることができるのです。

2. ステップ③ 瞑想—なぜ行うのか[4]

「瞑想は東洋の宗教に欠くことのできない部分であり，キリスト教のいくつかの宗派の基礎となっています。(中略) インドでは，ヨーガということばは瞑想訓練法の一般的名称です。ヨーガはもともと『修行』という意味を持っていましたが，最近では，単に『心の統合』という意味で使われます。私たちはヨーガを穏やかな身体や呼吸の訓練法に用いました。ヨーガの形態は『ヨーガ八支』と呼ばれる厳格な瞑想の修行に由来します。西洋では，ヨーガ八支から宗教的，禁欲的訓練法の部分を取り除いて採用しています。今やヨーガのこのスタイルは西洋の生活文化の一部に受け入れられています。」

「すべてのリラクセーション技法と同じように，瞑想で最初に必要なことは，リラックスする過程を作っていくことです。それは，私たちの思考，感情，情緒を『あるがまま』にするだけではなく，私たちのコントロールも『あるがまま』にすることです。自分自身や自分の環境をコントロールしようとする欲求は，パニック障害を長引かせる大きな要因となります。このコントロールをはずしていくことが，回復には必須となります。」

「瞑想中に『波動』発作することもあるかもしれません。瞑想中にこの発作や他のタイプの発作が起きたら，対応の秘訣は起きるにまかせておくことです。それとは戦わず，湧き上がってくるままにまかせておきます。頭を瞑想の技法の上に集中させたままにします。そんなこと，恐ろしい，と思うかもしれませんが，実際は恐れることはなにもありません。発作を起きるままにして，瞑想に焦点を合わせたままでいると，発作は体を通り抜け，襲ってくるや否やすぐに消えます。これこそ力を取り戻すことなのです。(中略) コントロールをあきらめることは大変に重要なステップとなります。私たちが必死になって維持しようとしているコントロールをする必要は無いのだと瞑想は教えてくれるからです。コントロールをあきらめるにつれてこれまで

抱いてきた大きな恐怖心は現実のものにはならない，とはっきりとわかります。いつも実践を続けていると，それが起きない理由も理解できるようになります。」

「瞑想の持つ力のその他の肯定的側面は，自分自身についてもっと多くのことを教えてくれることです。実践を続けていて，ある時期を過ぎると，瞑想は多くの微妙な水準に作用し始めます。瞑想の静寂さは私たち自身の多くの側面を統合する機会を与えてくれます。これは意識下で生じますので，ただちにこの過程に気付くようになるわけではありません。ゆっくりと，かすかに，この統合は意識の中に現れてきます。日常的なさまざまな状況に対する自分の認識の仕方と反応の仕方に変化が見えはじめてきます。」

「1回の瞑想セッションは20分にした方が良いでしょう。瞑想は長ければよいというわけではありません。蓄積されたストレス，情緒は20分以内に解放されます。この解放はゆっくり，少しづつ行われる方が良いのです。瞑想の時間が広がりをもってくると，これまで意識されなかった悲痛，悲嘆，怒りなどの感情が生じてくる可能性があります。先ほど述べたように，私たちが見ているファイルを捨てることもあるかもしれません。」

3. ステップ④　瞑想—いかに行うか

　禅の瞑想は一般的に呼吸法で行います。私は中野東禅師[5]に具体的に教わりました。壁に向かい正坐し，両膝に枕を置き閉眼します。手は組んで両膝の上に置きます。下腹部を膨らますようにゆっくり吸気をし，お腹をへこますようにゆっくり呼気をします。これを20分間続けます。毎日1回毎朝定時に行うことが良いようです。ゆっくり意識的に深呼吸するので息苦しさを感じる場合があり，不安が生じる場合がありますがあるがままに受け入れることが大事です。深い静寂の中に心身を沈めていくことは「死の恐怖」を感じるかもしれませんが，これが自然の「死の受容」に繋がり，逆に「死の恐怖」の克服に繋がっていきます。瞑想のレベルはヨーガ八支といわれるように8段階あります。一般の人は1段階で十分のようです。現世日常的な不

安・恐怖は1段階でかなり改善するようです。薬物療法に加え，日々の瞑想におけるリラクセーションをお薦め致します。

文　　献

1) 小田　晋，中嶋　宏，萩生田千津子，他:「健康と霊性―WHO の問題提起に答えて」宗教心理出版，東京，2001.
2) 山田和夫:パニック障害の心理学的理論.「最新医学・別冊　新しい診断と治療の ABC．40 精神3 パニック障害」131-147，2006.
3) 和辻哲郎:風土．岩波書店，東京，1979.
4) Bronwyn Fox : "Power Over Panic ― Freedom from Panic/Anxiety Related disorders" by Addison Wesley Longman Australia Pty Limited，1996.（上島国利，樋口輝彦監訳；パニック・デイスオーダー入門―不安を克服するために―．星和書店，東京，1998.）
5) 中野東禅:いつでもできる坐禅入門．毎日新聞社，東京，1996.

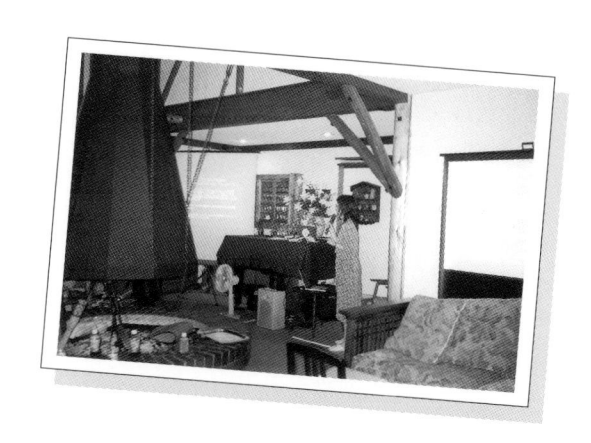

IV 瞑想の画像研究のレビュー

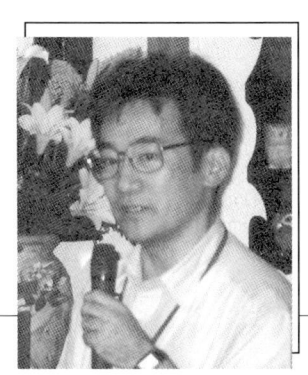

熊野　宏昭
（東京大学大学院医学系研究科ストレス防御・心身医学）

　本稿のテーマは，瞑想の画像研究のレビューを行うことであるが，最初に結論を言ってしまうと，なかなか一定の結果が得られていないことが特徴と言ってよいくらいである。

　その大きな理由としては，一口に瞑想と言ってもさまざまな方法が含まれており，同じく画像研究と言ってもさまざまな方法論が用いられていることが挙げられるであろう。しかし，それだけでなく，研究によってその目的に，1回の瞑想の前後の短期効果を検討したものか，何年間も瞑想をした結果の長期効果を検討したものかの違いがあることも重要な点である。

　そこで本稿では，まずさまざまな瞑想の方法論に関するレビューを行うことにする。そしてその後に，これまでに報告された画像研究が，どのような瞑想法を，どういった方法論で検討し，どのような結果が得られているかの概説を行い，最後に全体を可能な限りまとめて考察することを試みてみたいと思う。

A 瞑想とは何か

　瞑想とは何かと言われた場合，読者が持つイメージはどのようなものであろうか。静かな場所で坐禅をする，何かに気持ちを向けて一心に集中をする，あるいは呼吸の数を数えるといった方法論に相当するイメージから，宗教の

IV. 瞑想の画像研究のレビュー

修行として行う，通常は使えない精神力（あるいは神通力）を身につけるために行う，悟りを目指すといった目的に相当するイメージ，さらには，無念無想になる，変成意識状態になる，喜びに満ちあふれるといった瞑想時に体験する意識状態のイメージまで，実に多様な答が返ってくるのではないだろうか。

この多様な瞑想の世界を非常に分かりやすくまとめて提示しているのが，仏陀の教えを忠実に伝えているとされる初期（テーラワーダ）仏教の解説である（スマナサーラ，2006）。表1にその要点をまとめて記した。

まず瞑想全体が，止（サマタ）瞑想と観（ヴィパッサナー）瞑想に分けられる。止瞑想というのは，何らかの対象に注意を集中することで通常の心の活動を「止め」，さらに微妙な活動レベルにある心を展開させることを目的とした方法である。そして，ここでは，欲界心，色界心，無色界心の3種類の心と，瞑想によって色界心と無色界心が展開した状態（色界禅定，無色界

表1　瞑想の種類と特長

瞑想の種類	特徴
止（サマタ）瞑想	→状態（state）の変化＝短期効果に注目
色界禅定	何らかの物質（呼吸・光・音も含む）を認識対象に使うことで実現
〔欲・怒り・怠け・混乱・疑いを抑え，欲界（五感で認識する世界）を離れることで生じる心〕		
第一禅定	尋，伺，喜，楽，一境性の全てがある
第二禅定	喜，楽，一境性がある
第三禅定	楽，一境性がある
第四禅定	一境性がある
無色界禅定	全ての物質的な対象が消えた状態に集中することで実現
空無辺処定	第四禅定を基にそこで得た一体感が「ない」状態を観察する
識無辺所定	無限大の真空状態を体感した心を観察する
無処有処定	何も観察しない体験によって心が無限大になる
非想非非想処定	何も体験しないことで心が無限大になる
滅尽定	心の働きすべてから離れる（生きていながら，消える）ことで実現
観（ヴィパッサナー）瞑想	→特性（trait）の変化＝長期効果に注目
悟り	預流果，一来果，不還果，阿羅漢果
〔自己概念・疑い・儀礼主義・欲・怒り・色界への欲・無色界への欲・私・混乱・無明が消える〕		

禅定），そして心の働きすべてから離れた状態（滅尽定）が想定されている。欲界心というのは，われわれが五感を使いながら現実の世界で生きている時の心の状態のことであり，大部分の人々は生きている間にこの心の状態しか体験しない。しかるに，止瞑想によって特定の対象に集中し続けると，通常の思考とそれに由来する欲・怒り・怠け・混乱・疑いが抑えられ，五感で認識できる世界に対する執着が無くなった瞬間に，尋・伺・喜・楽・一境性といった特徴を持つ色界心が展開してくる。一境性というのは対象そのものと一体になった状態であるが，その際に，非常に深くリラックスした安楽な体験（楽），エクスタシーにも通じるような激しい喜びの体験（喜），そしてそれらの体験を言葉なしで観察している状態（伺），そして言葉で理解している状態（尋）が伴っている瞑想状態が，第一禅定と呼ばれる。そして，止瞑想は，心の活動を止めることを目的としているため，色界禅定が深まるとともに，上記の5つの要素が順次減っていくことになる（第二〜第四禅定）。

さて，ここまではある程度想像もできる世界であるが，「すべての物質的（具体的）な対象が消えた状態に集中することで実現する」とされる無色界禅定の体験は非常に抽象的な説明しかできないようである。上記の尋と伺が消えた段階で，意識による認識やそれを言葉で表現できる世界とは離れてしまうので，それも無理のないことなのであろう。ただ，本稿との関係で言えば，おそらく比較的短時間の実験的状況で再現できるのは，うまくいっても第一か第二禅定（第二禅定は，いわゆる忘我の状態となり禅定中の体験を意識していないことで区別できる）までと考えられるので，無色界禅定や滅尽定の理解は当面必要ないであろう。

次に観瞑想というのは，物事をありのままに観察することに力点を置いた瞑想法であり，初期仏教によれば，仏陀はこの方法を強力に推奨した。近年欧米を中心に「マインドフルネス瞑想」と呼ばれて（ヴィパッサナー瞑想，インサイト瞑想も同じ瞑想法を意味する）盛んに実習されるようになったのは，この瞑想法のことである。観瞑想は，行住坐臥すべての活動中に実践されるが，座って行われる観瞑想を外面的に見ただけでは止瞑想と区別がつか

IV. 瞑想の画像研究のレビュー

ない。しかし，内面的な作業としては，止瞑想ほど能動的に特定の対象に集中することはなく，瞬間瞬間心の中に去来するすべての現象に気づきを向け続ける。たとえば，呼吸に合わせて膨らんだり縮んだりする腹部の感覚に注意を向け続けるという作業を行う場合も，それによって不必要な思考を抑えるとともに，波紋の静まった水面のような心のスクリーンに，時々刻々，身体感覚，五感＋イメージで知覚したもの，感情の動きなどを写しこんで観察することが目的になる。そして，この瞑想を行うことで，すべての現象に普遍的に当てはまる無常・苦・無我（物事は常に変化し続けており，十分満足できるということはなく，自分と呼べる実体はどこにも存在しない）という法則性が理解されることになり，その結果，「悟り」と呼ばれる存在のありようが実現する。

ここでも，「悟り」という新しい何かが手に入るというよりも，心の中から余分な活動が順次消えて，現実がありのままに見えるようになるという状態が目指す方向になっている。そして，どの程度余分なものが消えたかということで，預流果から阿羅漢果までの4つの段階が想定されている。**表1**に示した自己概念から無明までの10個のうち，最初の3個が消えたのが預流果，欲と怒りが弱まったのが一来果，欲と怒りが消えたのが不還果，10個のすべてが消えたのが阿羅漢果になる。つまり，悟りとはわれわれが知っている概念との対応で言えば，パーソナリティの大幅な変容と近いものであると考えてもよいかもしれない。しかし，悟りが，自己概念から自由になることに始まって，最後には，私という基本的感覚そのものが消えてしまうという方向に向かっているという点では，けっして心の「パーソナル」な発達という枠内に収まらないことにも注意が必要であろう。

さて，以上から，それぞれの瞑想法を対象に研究をすることを考えた場合，止瞑想では瞑想中に禅定に達するという意識状態の変化が起こるわけであるから，1回の瞑想中やその前後で脳内変化を検討することには意味があるが，観瞑想では行住坐臥のすべてで現実に対する「気づき」を維持することが目標になっているわけであるから，1回の瞑想を切り出して検討することには

あまり意味がないことが理解されるであろう．つまり，観瞑想ではある一定期間実践を続けた場合の長期効果を，止瞑想では1回の瞑想の短期効果をみることが研究の主目的になると予想されるが，止瞑想の場合も実際には何十年も続けて実践されるのが一般的であることから，長期効果の検討も有意義であると考えられる．

先行研究の方法論 B

それでは，ここからは，これまでに行われた瞑想の脳画像研究のレビューに移ることにしよう．著者が探した限り，過去16年の間に論文として発表されているのは，**表2**に発表年代順に示した8個であった．そのそれぞれについて，筆頭著者と発表年に加えて，上記の議論をふまえ，画像評価の方法，瞑想法の具体的名称，止・観の区別，掲載されたジャーナル名を記載しておいた．

まずは，画像評価の方法論については，FDG-PETは脳の糖代謝（20分程度の平均値）を，H_2O-PET，fMRI，SPECTは，短時間（数十秒以下）の脳血流の様子を，そして，MRIは脳の構造（ここでは皮質の厚み）を見るために用いられている．一方，Gamma power，LORETA（Lehman 01）ではどちらも，通常の意識状態ではあまり注目されてこなかったγ波という速い帯域

表2 過去の画像研究

Author	Method	N	Meditation	Aim	Journal
Herzog 90	FDG-PET	8	Yoga meditation	Stopping	Neuropsychobiology
Lou 99	H_2O-PET	9	Yoga Nidra	Observing	Hum Brain Mapp
Lazar 00	fMRI	5	Kundalini meditation	Stopping	Neuro Report
Newberg 01	SPECT	8	Tibetan Buddhist meditation	Stopping	Psychiat Res-Neuroim
Lehmann 01	LORETA	1	Tibetan Buddhist meditations	Stopping	Psychiat Res-Neuroim
Lutz 04	Gamma power	8, 10	Tibetan Buddhist meditation	Stopping	PNAS
Lazar 05	MRI	20, 15	Insight meditation	Observing	NeuroReport
Lehmann 06	LORETA	1	Ch'an(Zen) meditation	Stopping	J Physiol Paris

Ⅳ. 瞑想の画像研究のレビュー

の脳波を用いて，意識状態の変化に伴う脳内電気活動の変化が検討されている。さらに，LORETA（Lehman 06）では，δ波とθ波の脳内電気活動間の一致度（コヒーレンス）によって，脳内の機能連関について検討したものである。

次に，瞑想法の具体的名称に関しては，最初の3つがヨーガ，次の3つがチベット仏教，そして，Lazar 05はアメリカにおける観瞑想，そして，Lehmann 06は中国における禅の実践者を対象にしている。さらに，止・観の区別では，Lazor 05は明らかに観瞑想であるが，Lou 99でも，テープを受け身的に聞くことによる4種類の瞑想の効果を検討しており，「注意の意識的なコントロールが低下する一方で，はっきりとした感覚的体験が認められた」という本文中の記載から，観瞑想であると判断した。

また，表には載せていないが，何らかの形で長期効果を扱っているのは，Newberg 01，Lutz 04，Lazar 05の3つであるが，Lazarらの論文は，観瞑想が皮質構造に及ぼす影響を明らかにしたものであるため，長期効果のみを扱ったユニークな論文と言える。

C 先行研究で明らかになったこと

以上で予備的な説明は終わりとして，いよいよこれまでに明らかになった事実についてまとめてみよう。まずは，それぞれの研究に関して，おもな結果を列挙してみる。

Herzog 90，Newberg 01，Lazar 00では，止瞑想による糖代謝，脳血流の変化を検討しているが，Newberg 01ではさらに，コントロール群との間で非瞑想時の脳血流の特徴を比較している（長期効果の検討）。

Herzog 90：瞑想条件とコントロール条件で，全体的にも部分的にも差は認められず。前頭部と後頭頭頂部の比を検討したところ，瞑想条件で有意に増大していた（ただし，両方増加か両方低下することが多かった）。

Newberg 01：前頭前野の血流上昇と，上頭頂葉の血流低下（図1）。前帯

C．先行研究で明らかになったこと

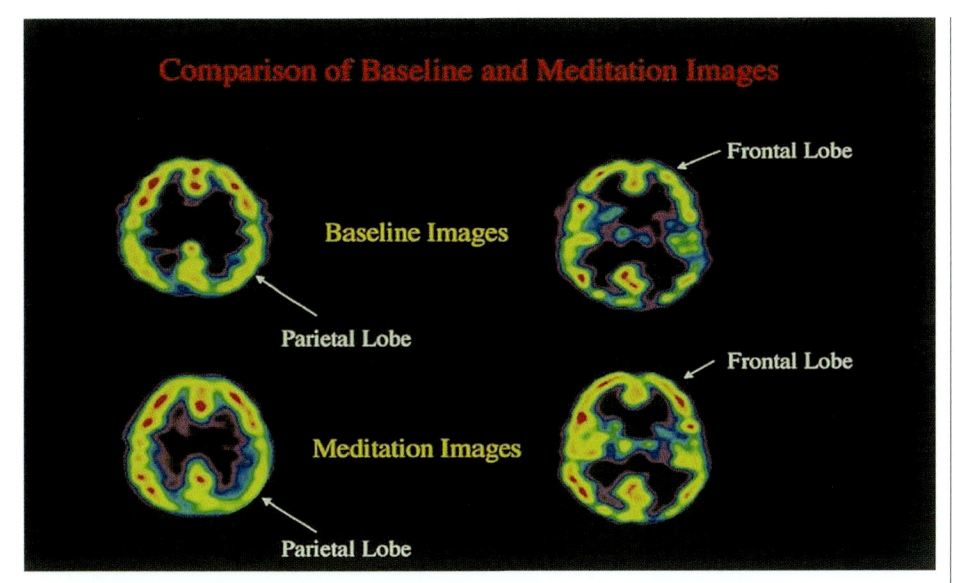

図1 瞑想による血流増加及び低下部位
　　両側前頭前野の血流増加と左頭頂葉の血流低下あり（Newberg, 2001）

状回，下前頭眼窩前頭皮質，背外側前頭前野，視床で増加。左背外側前頭前野と左上頭頂葉との負の相関が，瞑想中に体験する空間知覚の変容を反映している可能性がある。安静時で，瞑想者群の視床の活動の左右差が大きく（右＞左），瞑想の長期効果に相当。

　Lazar 00：瞑想とコントロールの比較では，被殻，中脳，膝下前帯状回，海馬・海馬傍回で増加（図2左）。5人中4名で瞑想中の全脳血流の低下が，呼吸循環器系のリラクセーション反応とととともに認められた（他の1名では脳血流も呼吸循環器系の変化も目立たず）。そこで，瞑想早期と後期の比較が行われたが，前頭前野，頭頂側頭皮質，中心前回・後回，海馬・海馬傍回で増加（図2右）。

　Lou 00：上記の通り観瞑想に含められると判断した。前頭前野の血流上昇は見られなかった（身体各部の重さを感じる瞑想では，一部賦活あり）。注意を向ける対象によって血流上昇の部位が異なったが，頭頂部から後頭部に

IV. 瞑想の画像研究のレビュー

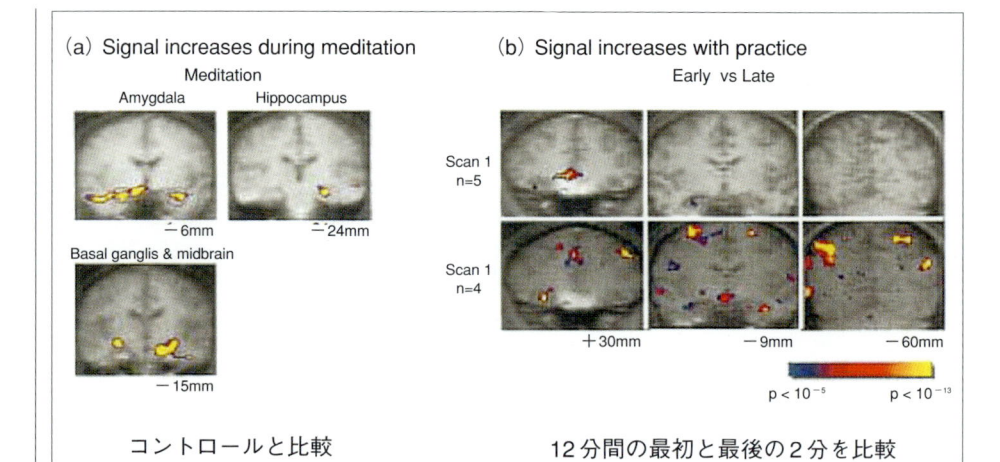

図2 コントロール群との比較と瞑想開始後経過時間による比較
（Lazar, 2000）

かけての知覚イメージに関わる部位が中心であった（身体感覚ー頭頂部と上前頭部の賦活，視覚イメージー後頭部頭頂部の賦活，自己の象徴的イメージー上（右）下（左）頭頂葉と中心後回の賦活；図3）。一方，前頭前野背外側，眼窩野，前帯状回，左側頭回，左下頭頂葉，線状体，視床，橋，小脳虫部・半球で血流が低下していた。以上の結果は，止瞑想のものとほとんど反対の結果と言ってもよいくらいである。また，全脳の脳血流には，瞑想とコントロール条件で差は無かった（$N=2$）。

Lehmann 01, Lutz 04, Lehmann 06の3つは，脳波を用いて，脳内の電気活動の分布を検討したものである。

Lehmann 01：1人のチベット仏教の瞑想者を対象に4種類の瞑想法の実践をしてもらい，LORETAという解析法で，脳内電気活動の分布を検討した。自己が消えていく瞑想で，右前頭前野のγ波の賦活が認められたが，右前頭前野の賦活は，自己認知や自己評価に関わっているとする報告がある。自己

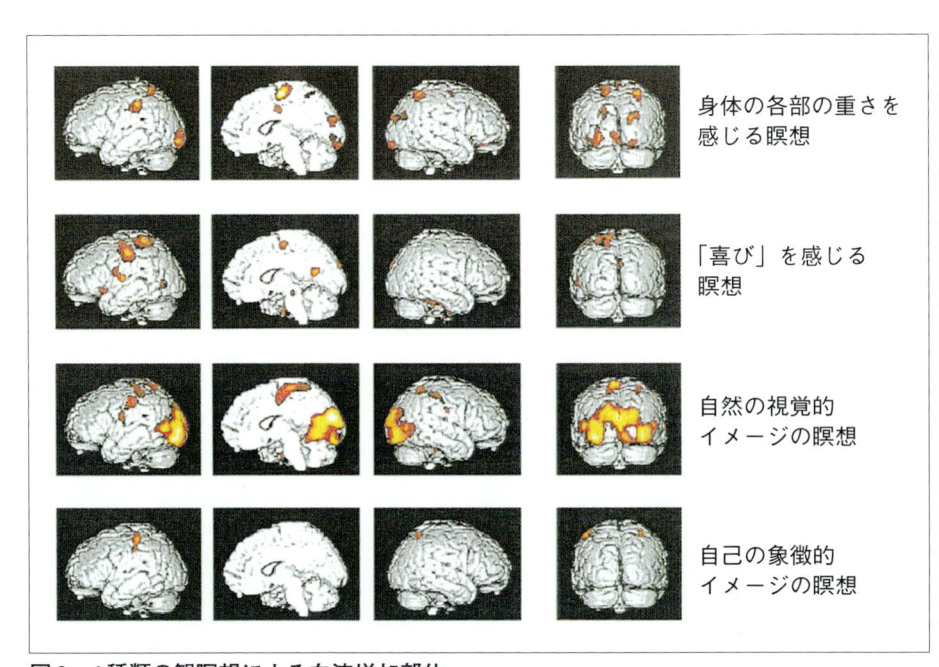

図3　4種類の観瞑想による血流増加部位
　テープによる教示に従って、安静状態と比較（脳血流）(Lou, 1999)

が再構築される瞑想で，より後方の賦活が認められたのは，右頭頂葉に関連があるとされる身体スキーマの機能と関係している可能性がある。さらに，4つの瞑想法のそれぞれで，γ活動が異なった賦活パターンを示したことより，γ活動は，タスクに関連した神経回路の局所的活動亢進を反映すると考えられた（**図4**）。

　Lutz 04：長年のチベット仏教の瞑想者と，健常コントロール群を対象に，安静時と瞑想時のγ波の変化を検討した。相対γパワーが瞑想者群のみで瞑想中に増加した（**図5**）。相対γパワーは，安静時にも前頭から頭頂にかけての中心部で瞑想者の方で大きかった（長期効果；**図5c**）。絶対γパワーでも，瞑想者のみで瞑想中に増加した（左右外側の前頭部と，左右外側の頭頂部；**図6a・6b**）。左右のROI（**図6a**の部位）間のsynchronyでも，瞑想者

IV. 瞑想の画像研究のレビュー

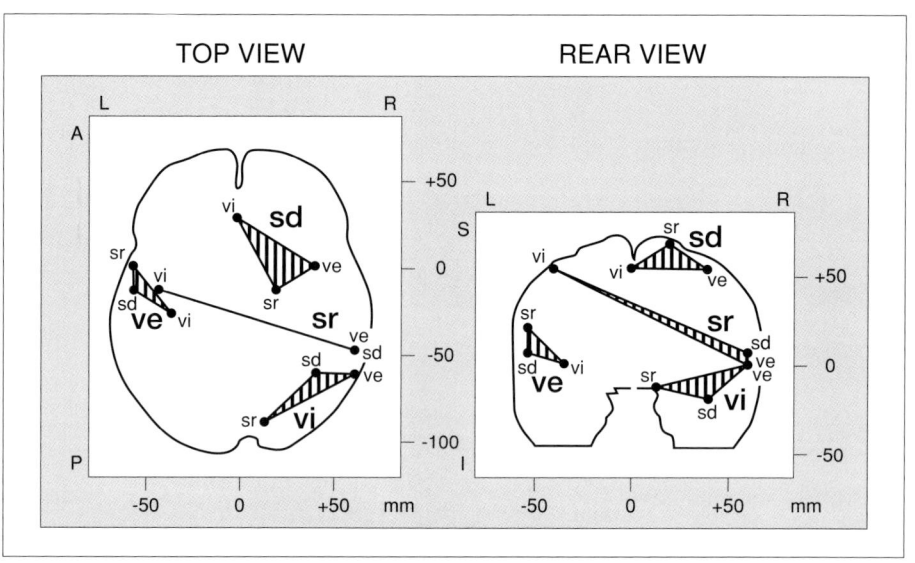

図4　4種類の止瞑想でγ波活動の高まった部位
4種類の瞑想（vi：仏陀のイメージ，ve：100音節マントラ，sd：自己が消えていく，sr：自己が再構築される）間で，γ波の活動の差異が最大となった脳部位
(Lehmann, 2001)

のみで瞑想中に増加した（**図6c**）。安静時の相対γパワーと，瞑想の生涯実践時間との間に正の相関があった（長期効果；**図6d**）。

Lehmann 06：瞑想中で，LORETAで算出したδ帯域の左右のコヒーレンスが低下し，θ帯域の前後のコヒーレンスが増大した（**図7**）。

Lazar 05：長年にわたって観（インサイト）瞑想を続けてきた瞑想群を健常コントロール群と比較したところ，右島，右背内側前頭前野（BA9/10）で有意に皮質の厚みが増しており（**図8bの1と2**），左聴覚野（**図8a**）と左体性感覚野（**図8bの3**）でも厚みが増す傾向にあった。さらに，右BA9/10の厚みは高齢になるほど差が大きく，瞑想群内では加齢による皮質厚の萎縮が認められなかった（**図8d**）。この部位は，われわれのグループが実施したパニック障害のエクスポージャ治療（乗物・外出恐怖などに対して，避けずに練習するようにし，その際の不安の変化を客観的に観察することを

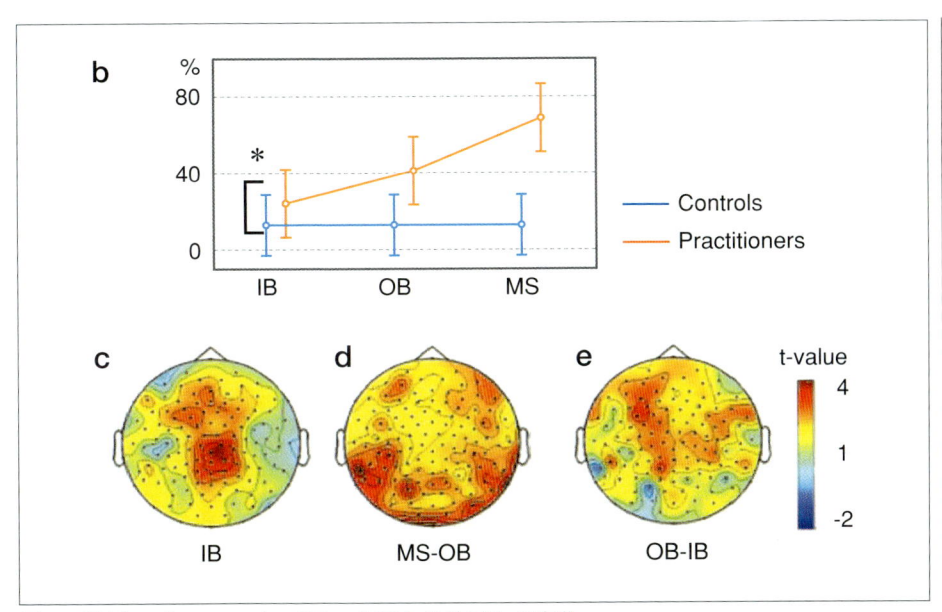

図5 相対γ（25-42Hz）パワーの群と条件ごとの変化
（IB: initial baseline, MS: meditative state, OB: ongoing baseline）（Lutz, 2004）

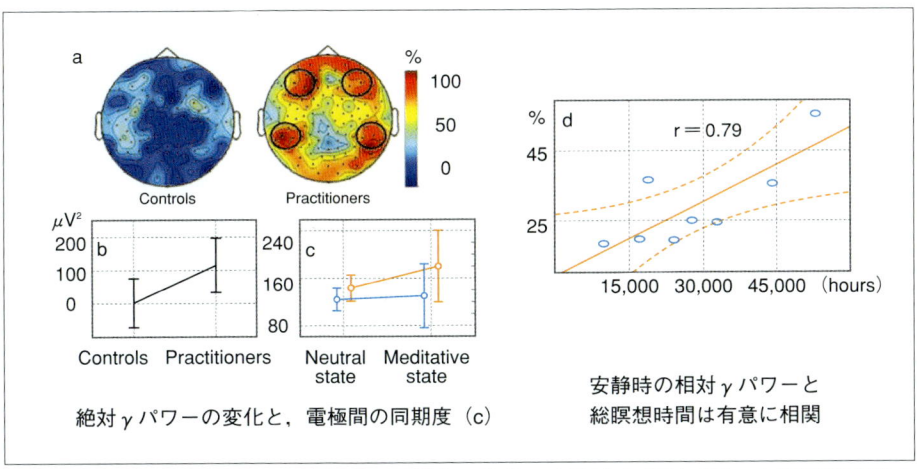

図6 瞑想中の絶対パワー・電極間の同期度の変化，安静時の相対パワーと総瞑想時間の相関
（Lutz, 2004）

Ⅳ. 瞑想の画像研究のレビュー

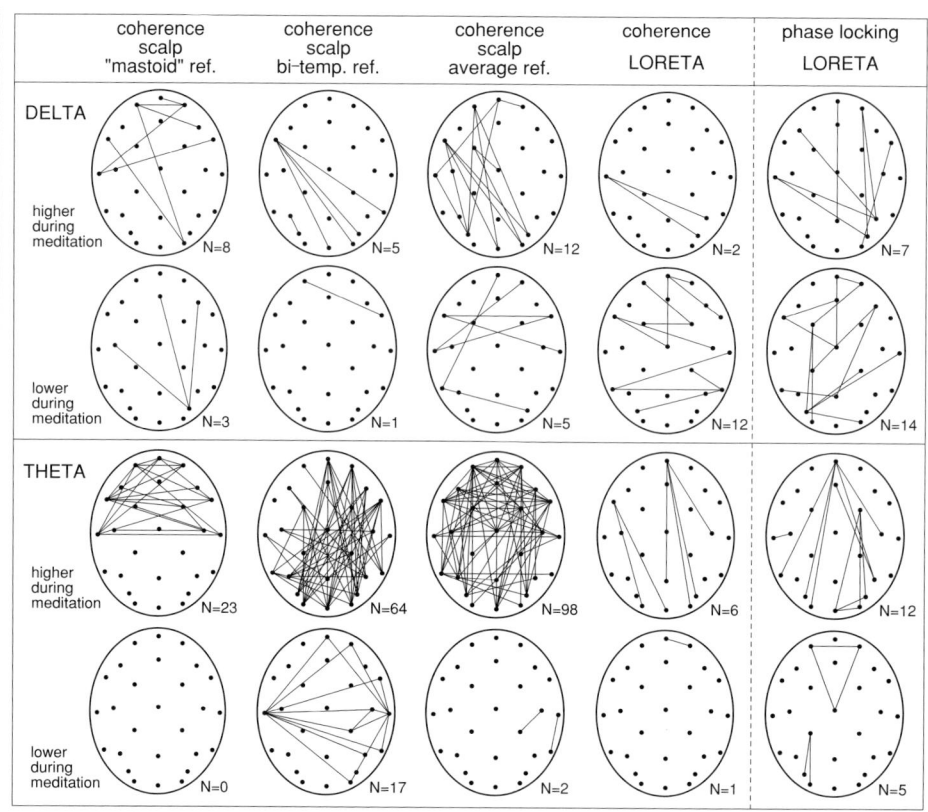

図7 瞑想時における脳内各部位のコヒーレンス
LORETAによる脳内電気活動間のコヒーレンスに注目（Lehmann, 2006）

繰り返す）の前後で，糖代謝が増加した部位とほとんど同じ場所であり（Sakai, 2006），Lane（2000）が reflective awareness of emotion と呼んだ「自分と他人の感情の動きを外から眺める心的機能」と関連づけられている部位に相当する。また，下後頭視覚野と瞑想経験を表す瞑想による呼吸数の低下の間に負の相関が認められた（図9）。

以上の結果から，ポイントをまとめたのが表3である。

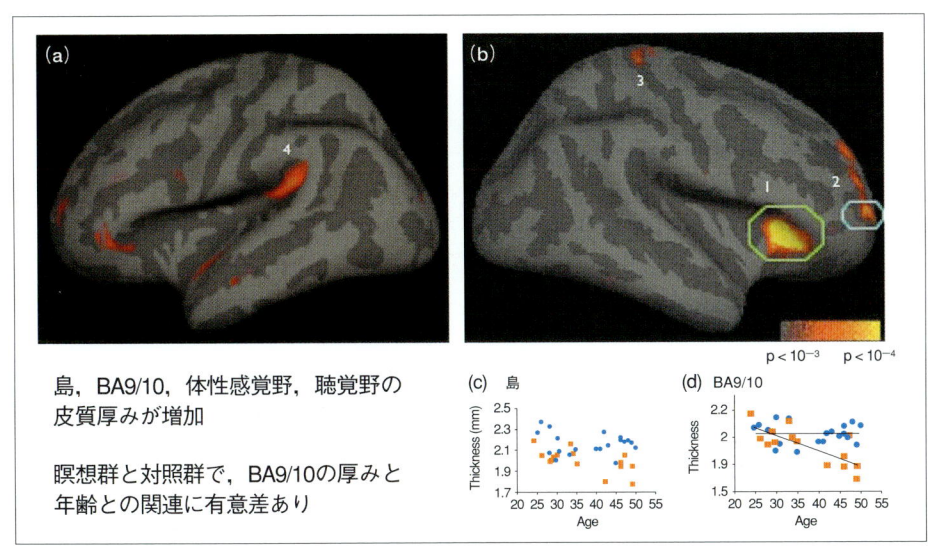

C. 先行研究で明らかになったこと

島，BA9/10，体性感覚野，聴覚野の皮質厚みが増加

瞑想群と対照群で，BA9/10の厚みと年齢との関連に有意差あり

図8 観瞑想による皮質厚みの局所的増加と年齢による違い
（Lazar, 2005）

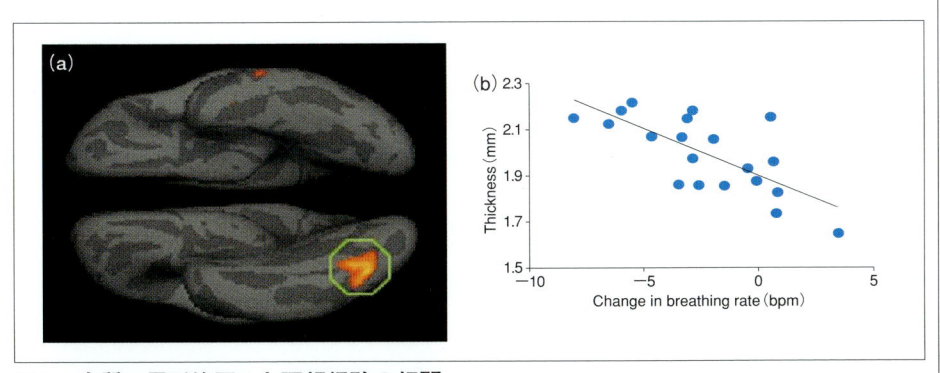

図9 皮質の局所的厚みと瞑想経験の相関
下後頭側頭視覚野と瞑想経験を表す瞑想による呼吸数の低下との間に負の相関あり
（Lazar, 2005）

IV. 瞑想の画像研究のレビュー

表3　先行研究の結果のまとめ

①止瞑想では，脳全体の血流が低下する場合がある。
②止瞑想では，前頭前野の血流代謝が増加する。
③それに対して，頭頂後頭葉の血流代謝は相対的に抑制されることが多い。
④観瞑想では，前頭前野の賦活はなく，頭頂後頭葉の賦活が認められることがある。
⑤止瞑想でも観瞑想でも，注意を向ける対象によって，脳内の活動部位が異なる。
⑥止瞑想中には，前頭前野と頭頂後頭葉の間の機能連関が高まる可能性がある。
⑦止瞑想でも観瞑想でも，長期効果で脳の持続的変化が起こる。
⑧観瞑想では，背内側前頭前野と島の皮質厚増加が起こる。
⑨⑧の前者は，パニック障害のエクスポージャ治療の長期効果と共通する場所である。

D まとめ

　以上，瞑想の種類と特徴について簡単にまとめた後，これまでに報告された8つの瞑想の画像研究について概説してきた。止瞑想では共通して，前頭前野に関連する注意や認知操作などの遂行機能が高まり，頭頂後頭葉の知覚イメージ機能が抑えられる結果が得られており，これが瞑想時の脳活動の特徴を表しているのかと思えば，観瞑想の研究ではほぼ逆の結果が得られたものもあり，本質的な変化とは考えにくい。しかし，Louら（2005）が4種類の瞑想時の血流データに関して主成分分析を行った結果，大変示唆に富む結果が得られている。それは，遂行機能に対応する部位，知覚イメージ機能に対応する部位の2つのグループに分離されただけでなく，両グループと関連する内側頭頂葉，内側前頭葉（背内側前頭前野を含む），線状体という第3のグループが得られたという事実である。そして，他の研究によって，この第3グループの神経回路にドーパミン系による制御が関連していること，楔前部を中心にした内側頭頂葉が自己言及・参照機能に関係していることが示されている。さらには，観瞑想の実習を長年にわたり続けることで，背内側前頭前野の皮質厚が増加したという結果と，パニック障害のエクスポージャ

D. まとめ

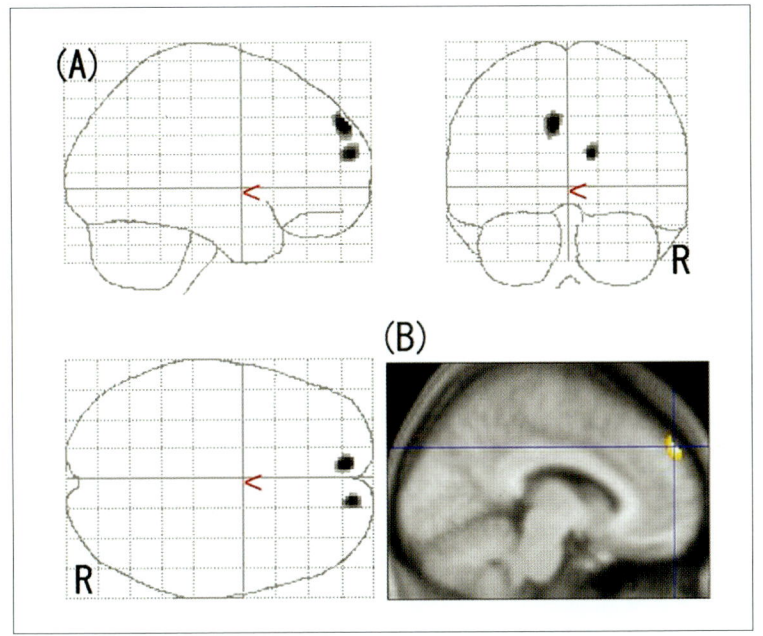

図10 パニック障害のエクスポージャ治療による糖代謝の変化
左 BA10、右 BA9 で糖代謝増加が認められた（Sakai, 2006）

治療でもほとんど同じ部位の糖代謝が増加したという結果を考えると，内側前頭前野も自己の観察という心的機能と関連している可能性が高い。

　ここで，なぜ，上記のような自己観察，自己言及などに関連した部位が，瞑想によって活動を強めたり，弱めたりするのかということに関して考えてみると，それは瞑想が，先に述べたように，さまざまな自己概念や私という感覚そのものから自由になることを目指していることと関連しているのではないかと思われる。つまり，瞑想の脳画像研究は，図らずも「自分」とその「消滅」が脳内のどの部位の機能構造変化で表現されるのか，という課題に取り組んでいると言ってよいかもしれない。その際，止瞑想では，特定の対象に集中することで，能動的に通常の意識活動を抑えていこうという方向性を持つのに対して，観瞑想では，すべての前提条件を排し，あるがままに自

IV. 瞑想の画像研究のレビュー

己を観察し尽くすことによって,「自分」と呼べるものはどこにも存在しないという認識に至るという方向性を持っていると考えられる。そして, 目指すゴールは共通するものであっても, 方向性が違っていることが, 脳内の賦活部位の違いとして現れてきているのではないだろうか。

そして, 今後さらに研究を進展させていく上では, 仏教が「自分」をどのように捉えているかを理解しておくことも参考になるだろう。実は, 初期仏教では, 自分とは, 色：身体機能, 受：センシング機能, 想：データベース機能, 行：モチベーション機能, 識：インタープリター機能, が集まっただけのものと想定している。つまり, 自分という実体はないという前提に立っているため, 瞑想中の脳画像研究で,「自分」に相当する唯一の脳内部位がみつかる可能性はむしろ低いと考えた方がよいのかもしれない。そして, 仏教の理解がある程度正しいとすれば, 上記の5つの機能に関連している脳内部位のネットワークの機能や構造が, 瞑想によって変化していくという作業仮説が構築できる可能性がある。たとえば, 上記の前頭前野の遂行機能は「識」に関わっており, 腹側前頭前野の意志決定機能は「行」に, 頭頂後頭葉の知覚イメージ機能や背内側前頭前野の自己観察機能は「受」に, さらには, 内側頭頂葉の自己言及・参照機能は「想」に関わっている, といえるかもしれない。

もう一つ, 瞑想の脳画像研究に関連して非常に重要なポイントになるのは, 神経可塑性の問題である。止瞑想を扱った Luts 04 では, 総瞑想時間と安静時の相対γパワーとの間に正の相関があり, 観瞑想を扱った Lazar 05 では, 瞑想経験の指標と下後頭側頭視覚野の皮質厚との間に正の相関が認められたのみならず, 通常であれば認められるはずの加齢に伴う前頭前野（背内側部）の萎縮が認められなかった。近年, 特定の運動などを繰り返し実行することで, 脳に構造的な変化が起こることが明らかにされ非常に話題になっているが［たとえばお手玉の練習を繰り返すことでも, 両側の中側頭領域に可逆性の皮質厚の増加が認められる (Draganski, 2004)］, 上記の事実はこれと軌を一にするものである。そして, これらの結果は, われわれの精神, 身体の

働きを考える上で，大変深い示唆を含んでいる．なぜなら，自らが意図的に行う心理的操作である瞑想法によって，脳の持続的な機能や構造の変化までが引き起こされ（新たな精神身体機能が獲得できるかもしれないということ），さらには加齢性の機能喪失をも防止できる可能性が示されているからである．瞑想実践には，人々の心身の健康の維持や増進だけでなく，21世紀の複雑な世界で生き延びていくことや，予防を中心にした今後の医療の発展を考えていく上でも，大変大きな可能性が秘められていると思うのは著者だけではないだろう．

文　献

1）アルボムッレ・スマナサーラ，藤本　晃：アビダンマ講義シリーズ〈第2巻〉心の分析─ブッダの実践心理学．サンガ，東京，2006．
2）Herzog H, Lele VR, Kuwert T, et al.：Changed pattern of regional glucose metabolism during yoga meditative relaxation. Neuropsychobiology.；23（4）：182-7, 1990-1991.
3）Lou HC, Kjaer TW, Friberg L, et al.：A^{15}O-H$_2$O PET study of meditation and the resting state of normal consciousness. Hum Brain Mapp.；7（2）：98-105, 1999.
4）Lazar SW, Bush G, Gollub RL, et al.：Functional brain mapping of the relaxation response and meditation. Neuroreport. 15；11（7）：1581-5, 2000.
5）Newberg A, Alavi A, Baime M, et al.：The measurement of regional cerebral blood flow during the complex cognitive task of meditation：a preliminary SPECT study. Psychiatry Res. 10；106（2）：113-22, 2001.
6）Lehmann D, Faber PL, Achermann P, et al.：Brain sources of EEG gamma frequency during volitionally meditation-induced, altered states of consciousness, and experience of the self. Psychiatry Res. 30；108（2）：111-21, 2001.
7）Lutz A, Greischar LL, Rawlings NB, et al.：Long-term meditators self-induce high-amplitude gamma synchrony during mental practice. Proc Natl Acad Sci U S A. 16；101（46）：16369-73, 2004.
8）Lazar SW, Kerr CE, Wasserman RH, et al.：Meditation experience is associated with increased cortical thickness. Neuroreport. 28；16（17）：1893-7, 2005.

9) Lehmann D, Faber PL, Gianotti LR, et al.：Coherence and phase locking in the scalp EEG and between LORETA model sources, and microstates as putative mechanisms of brain temporo-spatial functional organization. J Physiol Paris. ; 99（1）： 29-36, 2006.
10) Sakai Y, Kumano H, Nishikawa M, et al.：Changes in cerebral glucose utilization in patients with panic disorder treated with cognitive-behavioral therapy. Neuroimage. 15 ; 33（1）： 218-26, 2006.
11) Lane RD：Neural correlates of conscious emotional experience. In： Lane, R.D., Nadel, L.（Eds.）, Cognitive Neuroscience of Emotion. Oxford University, London, pp.345-370, 2000.
12) Draganski B, Gaser C, Busch V, et al.：Neuroplasticity： changes in grey matter induced by training. Nature. 22 ; 427（6972）： 311-2, 2004.

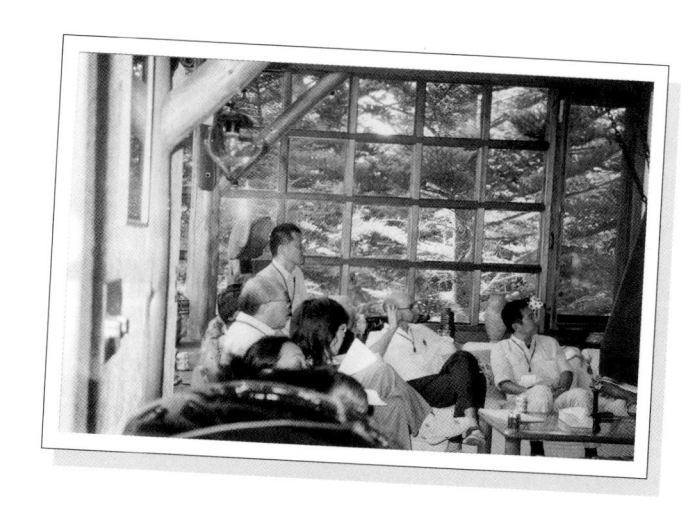

変性意識状態の精神病理と精神療法
－憑依状態を出発点として－

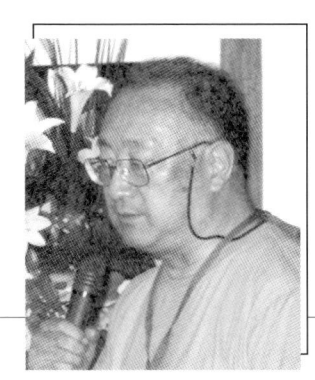

大宮司　信（北海道大学医学部保健学科）

　本論考では，まず憑依状態という精神科臨床における状態像を提示し，この同じ状態像が精神の病気として現れる以外に，神がかりのように宗教の中にもみられるという，2つの方向性についてふれる。

　次に憑依状態の中核と筆者が考える人格変換を，変性意識状態という特殊な意識状態から捉え，宗教学における聖と俗，および時間論の視点から分析する。

　このような分析と先に述べた憑依の2つの方向性の関連について考察し，そこで得た結論から変性意識状態の精神病理の特性や精神療法との関連，さらには観照・瞑想・坐禅との関連についてふれる。

A 憑依状態

　人間に何者かが取り憑いて，さまざまな現象を引き起こすという話は古くからある。たとえば犬神のような想像上の生き物が人に取り憑いて，たたりを起こすといった話がリアリティーをもって語られていたのも，そう遠い昔の話ではない[注1]。このような迷信が生じた基盤には取り憑かれた人が示す憑依状態という精神病像があったと考えられる。

[注1] 吉田禎吾によれば，昭和40年代ころの調査で，普段は何事もない中国地方の村落でも，こと結婚になると，憑きもの筋との婚姻は極端にきらわれ，相手の家が憑きもの筋でないかどうかが，仲に立つ人によって調べられていたという（吉田禎吾：日本の憑きもの，中央公論社，東京，58-60，1972.）。

V. 変性意識状態の精神病理と精神療法

表1 憑依における「やまい」と「いやし」

	共同体 （契機）	自 己	憑依者	感 応	脱憑依 [つきものおとし]
やまい	仮性共同体，共同体破壊 （呪い）	自己破壊	人間・動物	憑依型感応精神病	精神症状の発現 事故・事件
いやし	共同体形成 （愛）	自己実現	神	信仰体験の共有 教団形成	聖性の顕現

　憑依という言葉には，「人間に取り憑いたものが，あることの原因だ」という妄想，すなわち憑依妄想をさすこともあるが，本論考では取り憑かれた人の示す精神状態，すなわち憑依状態を取り上げる[注2]。

　憑依状態は次の3つの要件を持つ。第1に憑依者（人に取り憑くもの）が，狐，犬神，神，霊のように何らかの超自然的な存在であることで，取り憑く狐は動物園にいる狐ではない。最近では占い遊びのコックリさん（ラブさん・キューピットさまなどの名称もある）が憑くこともある。

　第2は外面からもそれとわかる精神症状を呈することで，単に本人がそう考えているというだけでは，たとえ妄想のような通常健康人にはみられぬような症状であっても，それだけでは憑依状態とはいわない。取り憑かれた状態でひとりでに字や絵を書くという自動書記は症状の代表的な例である。

　第3は人格変換体験，すなわち自分が他の人格に入れ替わったり，のっ取られてしまうという体験で，これを筆者は憑依状態の核心と考える[注3]。

　さて，ある精神状態がその主体に働く方向性のうち，本人にとって負の方向・正の方向，あるいは病気を促進する方向・治療を促進する方向を，「やまい」，「いやし」と本稿では呼ぶことにする。憑依における「やまい」と

[注2] 憑依に関する筆者の見解の詳細は次の拙著をご参照いただきたい（大宮司　信：憑依の精神病理―現代における憑依の臨床―．星和書店，1993．）。

[注3] 人格変換体験に関しては憑依状態とともに解離状態および多重人格が注目される。主人格が他の人格に変化して行動する点は憑依と似ているが，異なる点は，本文に示した文脈においては，主人格に入り込む他の人格が，憑依状態においては超自然的な存在である点である。それだけでなく憑依状態と多重人格の間にはさまざまな相違があることが予想される。本稿ではこの問題について取り扱う余裕はないが，少なくとも多重人格においては変性意識状態（後述）といった特殊な意識状態が生ずることはあまりなく，憑依状態よりは変身体験に近いような印象を筆者は持っている。

「いやし」を比較すれば**表1**のようになろう。

第1に憑依の結果からみると，

1. 共同体形成の有無

当初教祖のように振る舞い，憑依状態を示しながら団体を形成する場合でも，「やまい」の契機を持つ憑依状態では，呪術，邪術や魔術といった呪いの契機を含み，当初病的な憑依状態とみられていた者でも，「いやし」の方向をもつ場合は，しだいに人々が集まり宗教団体となっていき，教祖と信者の関係が信頼の上に築かれ，信者同士の相互援助の成立という愛の契機が形成されていく。このような姿はシャーマニズムの中にみられる2つの契機として西村[1]が指摘したところである。

2. 憑依される自己の結末

「やまい」の方向をとる者の多くは自己破壊の結果となり，一方「いやし」としての憑依は自己を実現し，場合によっては1つの宗教を作る契機となる。

もちろんこの2つは，憑依における「やまい」と「いやし」という二契機を具体的に述べたことだけともいえる。

第2に憑依体験自体の様相に注目すると，

1. 憑依者の性質

憑依者（とりつくもの）が動物の場合は「やまい」の方向を取ることが多く，人格的な存在（神，仏など）では「いやし」の方向をとるとの記述がある[2]。確かに宗教家の多くは神や仏が乗り移って託宣を述べたりするが，臨床場面では，神や人が乗り移る「やまい」としての憑依はまれならずみられる。

2. 感応における表現

　「やまい」の方向をとる例としては，同一の妄想を共有する感応精神病の中の憑依型がある。つまり発端者の憑依状態を継発者も同様に示すようになり，ともに精神のやまいとなる型である。一方，「いやし」の方向の例としては，憑依状態による宗教的表現が，憑く者とそれを統制する者という組み合わせで行われることがある。「寄りまし」と「審神者（さにわ）」である。この場合，審神者が操作的に神がかりを起こしたり，おさめたりするわけで，両者の関係は感応現象と類似する。

3. 憑依からの離脱

　古典的な憑依がまだ現実性を持っていた時代には，時に憑き物落としが不幸な事件を起こしていた[3]。一方憑きものからの解放として，神の力や聖者による憑き物落としが畏怖され，聖なる力，聖性の顕現とみられてもいた。
　このようないわば外的な要素以上に，憑依を体験する主体の特殊な意識状態に両者を分ける重要な要素があると筆者は考える。以下この点を中心に論をすすめる。

B 憑依状態・トランス・変性意識状態

　憑依状態においては人格変換という体験がおこる。すなわち自己の中に他者（たとえば狐や犬神）が同居したり，占拠したりする。このような状態では，特殊な意識状態がその基盤に生ずる。
　一般に心の空虚な状態，すなわちある内容で充実していた心が無になった状態をトランスと筆者は考える。そして空虚になったトランス状態に他者が入り込んだ状態が憑依であり，心の内容が消失する状態を脱魂と考える。このような結果が精神身体症状として外面に現れたり，自分で感じて記述出来たりして，外的に把握できてはじめてトランスの存在を推測することができる。すなわちトランス・脱魂・憑依は相互に関係しており，このような意識

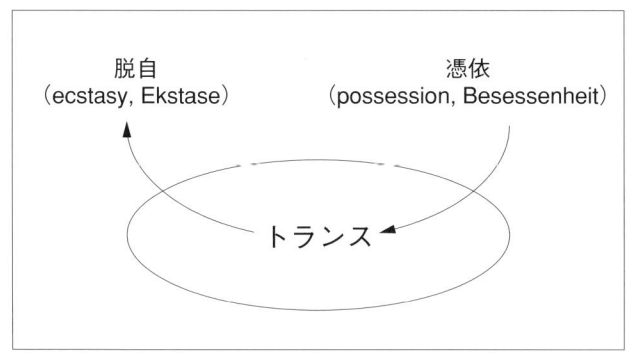

図1 トランス・脱魂・憑依

の状態を筆者は変性意識状態（altered states of consciousness，以下 ASC）と呼ぶ（図1）。

この変性意識状態は齋藤[4]による次のような定義とほぼ一致する。

「変性意識状態とは人為的，自発的とを問わず心理的・生理的・薬物的，あるいはその他の手段・方法によって生起した状態であって，正常覚醒状態にいるときに比較して，心理的機能や主観的経験におけるいちじるしい異常性や変容（運動や知覚，記憶，思考，言語などの異常や機能低下，現実吟味力の低減など）を特徴とし，それを体験者自身が主観的に（もしくは他の客観的な観察者によって）認知可能な意識状態である」[注4]。

ハレとケ，聖と俗 C

次に憑依の意味，特に憑依のもつ「やまい」と「いやし」という2つの方向性を考えるうえで，民俗学・宗教学からの知見をふまえておきたい。

柳田国男が我が国の，彼のいう常民の生活に根ざし，着物[5]や食物[6]に例

[注4] 筆者は齋藤の変性意識状態検査を用いて変性意識状態と人格や不安等さまざまな心理機能との関連をみている。詳しくは下記論文参照。
1. 大宮司信，川村 円，木村陽子，笠井 仁：女子大生における変性意識状態とイメージとの関連―ASC 検査と III, QMI, TVIC の相関―．催眠学研究，43：30-40，1998.
2. 大宮司信，小川日登美，山内優子：女子大学生における変性意識状態と性格ならびに不安との関連．催眠学研究，41：1-7，1996.
3. 田辺 肇，大宮司信：変性意識状態と解離傾向との関連―ASC 検査と DES とを用いた尺度による検討―．催眠学研究，42：116-121，1997.

V. 変性意識状態の精神病理と精神療法

表2 ケとハレ・日常と非日常

生活との関連 様　態		ケ	ハレ
		日々の生活 日常性	祭 非日常性
聖と俗	柳田国男	俗	聖
	宮家　準	聖俗の分離	聖俗の融合

をとって述べたハレとケの概念は，やがて日本人の日常と非日常をわける民俗学における重要な概念となり[7]，さらには西欧における聖と俗との関連においてもとらえられるようになっている。

一方宮家[8]は柳田民俗学でいうハレとケ，宗教学における聖俗の関係を再検討し，ケの状態では聖と俗は分離して互いに入り交じることはなく，ハレの状態では，聖俗の融合が起こると考える。そして聖俗の分離をケあるいは日常とし，聖俗の融合をハレあるいは非日常としてケとハレ・日常と非日常を区別した（**表2**）。このように，聖俗の融合が非日常性の特徴とする観点に立つとき，非日常性における時間はどのような特徴を持つであろうか。

D 聖俗と時間

聖と俗の融合を時間性の観点からみるということは，聖なる時間と俗なる時間の融合の形式を問うことになる。宮家のいうように，そこでみられる形式上の特徴の1つは，俗なる時間の中に聖なる時間が突入するという構造である[8]。すなわち俗なる時間が流れる中で，聖なる時間は日常では隠れてそれを取りまいているが，非日常では俗なる時間に突入する形で聖性が現われる。たとえば日常的生活の中に，祭や祝い事があらわれて，非日常的な時間が形成されるといった構造を考えればよい（**図2a**）。

ここで憑依状態に関連した宗教的いやしについて考えてみたい。宗教団体では信者同志の座談や教祖との相談といったカウンセリング的ないやしの行

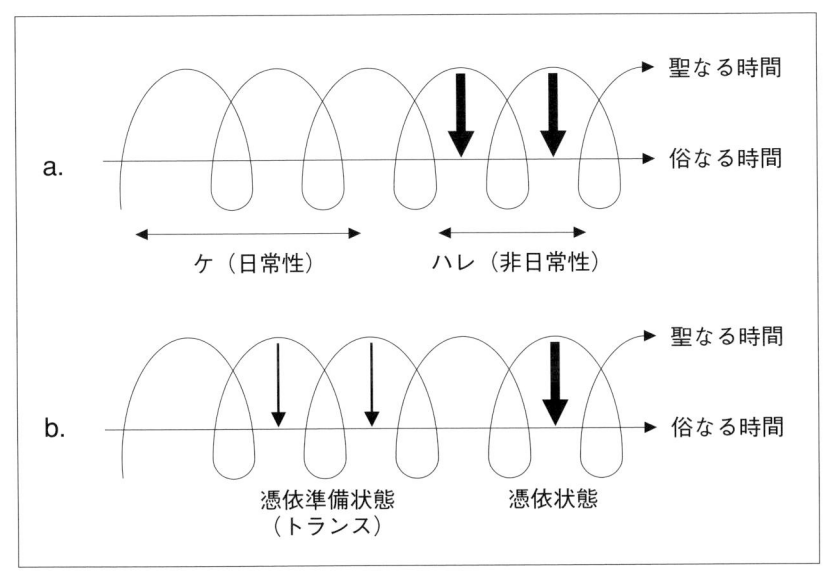

図2 非日常と時間

為も行われるが，憑依に基づく宗教儀礼によるいやしは，上述した聖性の突入といった形でドラスチックな変化を信者とクライエントにもたらす。やや的はずれなたとえかもしれないが，薬物治療にくらべた時の手術治療に相当する。憑依状態にはこのように状況を一気に変化させる面がある。

たとえば，憑依状態により巫者となることによって，それまで虐げていた夫との地位が一瞬にして逆転し，家庭に円満がもたらされた例[9]があり，高橋はこれを憑依による地位の逆転現象といっている[10]。戸田[11]はこのような劇的変化を憑依状態の治療的側面の一特色としている。北西ら[12]は「やまい」としての憑依状態には精神療法が困難であると指摘しているが，憑依状態のドラスチックな変化への親和性は，逆に「やまい」としての憑依の治療に，時間と忍耐を要する精神療法が困難なことと軌を一にする。

また憑依による「いやし」の側面は，神の力の顕現，奇跡・奇瑞として，集団的な高揚，新しい世界の開示，信仰覚醒といったかたちで，体験する本人のみでなく，周囲の者にも「いやし」の契機をもたらす。

V. 変性意識状態の精神病理と精神療法

　上述した宮家[8]のいうような非日常的時間構造は，宗教的な憑依でみられるだけでなく，広く憑依状態すべてに類比的に妥当すると筆者は考える。憑依とその準備状態をこの文脈でながめてみると，非日常的な事態である憑依準備状態を何回か経たのち，最終的に他者の人格が侵入する憑依が出現する（**図2b**）。つまり憑依状態以前にも，憑依類似状態も含めた多様なトランス状態が，憑依の準備状態としてみられ，このような様相のあり方が，憑依の方向の一部を決定すると筆者は考えるのである。

　さて憑依状態のさまざまな様相は，精神科臨床と宗教の世界の経験からながめると，次の3つの方向があると考える。すなわち，精神の病気という「やまい」の方向へ導くような憑依，宗教を作りだすような「いやし」の方向への憑依，生に対して積極的な意味を持つ「やまい」と「いやし」の中間的な憑依である。これらを**図2b**に示すような憑依の前段階としてのトランスに着目して検討すると，憑依状態が「やまい」の方向に向かうのか「いやし」へ向かうのを分けるのは次の2つの契機による思われる[注5]。

① トランス状態にありながらもなんらかの現実吟味能力を持つものは「やまい」の方向に陥らず，むしろ「いやし」の方向の憑依に至る。

② 「やまい」の方向の憑依は，トランス状態へ直線的・漸増的に没入し，時を経るごとに程度が深くなるが，「いやし」の方向をとる憑依は，トランス状態と現実との自由な行き来が可能である。

　言葉をかえていえば，変性意識状態の統制が「やまい」と「いやし」を分ける要因であり，それをさらに一般化すれば，日常性による非日常性の制御といいかえてもよいであろう。次にこのようなASCとその統制が，精神療法という「いやし」の側面とどのように関連するかをみていこう。

[注5] 本稿では具体的な症例提示はできないが，筆者が念頭においている症例については下記の論文を参考にして頂きたい。
　大宮司信：憑依における「やまい」と「いやし」―トランスの治療的意義をめぐって―．催眠学研究，42：39-45, 1997.

治療者の変性意識状態と精神の「いやし」

廣瀬[13]は精神療法場面における治療者のASCに着目する。彼は患者・クライエントに生じたASCが、治療者・セラピストにも連動して生起し、それが治療に好結果をもたらすという。

Rogers CRといえば非直接的ないし非指示的精神療法家として知らぬ者がない。この中立的な精神療法の創始者がASCを取り上げるのは奇異な感がする。

しかし廣瀬によるとRogersが最後に到達した境地は、「患者と共にいること」、すなわちプレゼンス（presence）の重要性であり、そこでは治療者自身も一種の変性意識状態にあることがいわば必須と述べているという。廣瀬[13]に従って、ロジャース自身の記述を次にあげる[注6]。

「私がグループのファシリテーターやセラピストとしてベストの状態にある時、（これまで論じてきたのとは別の）もう一つの特質があることを発見しました。私が自らの内なる直感的な自己の最も近くにいる時、私が何か自らの内に未知なるものに触れている時、そして恐らく私がクライエントとの関係において幾分か変性意識状態にある時、私のするどんなことも癒し（healing）に満ちているように思えるのです。その時、ただ私がそこにいること（presence）が人を解放し援助します。この経験を無理矢理作り出すた

[注6] 筆者が調べた限りでは、ロジャーズはこの件に関して2回記述しており、それは下記である（邦訳もあげる）。
1. Rogers, C.R.: The foundation of a person-centered approach (In: Rogers, C.R.,A way of being, Houghton Mifflin, Boston,1980. p. 129.)（畠瀬直子（監訳）：人間尊重の心理学―わが人生と思想を語る．創元社，東京，1984，pp.122-123.）（岡村達也，保坂 亨：プレゼンス（いま―ここに―いること）―治療者の「もう一つの態度条件」をめぐって（村瀬孝雄ら（編）：ロジャーズ―クライエント中心療法の現在．日本評論社，東京，2004，pp.72-73.）
2. Rogers, C.R.: Client-centered therapy (In: Kutash, I. L. & Wolf, A. (Eds.), Psychotherapist's casebook: Theory and technique in the practice of modern therapies, Jossey-Bass, 1986. pp. 198-199.（中野行重（訳）：クライエント・センタード／パーソン・センタード・アプローチ（H. カーシェンバウム，V. Lヘンダーソン（編），伊藤博，村山正字治（監訳）：ロジャーズ選集―カウンセラーなら一度は読んでおきたい厳選33論文（上）．誠信書房，東京，2001, p.165)

原文の二つは若干の語句の違いはあるものの、ほとんど同一である。邦訳は相互にことなるが、本稿では廣瀬の訳を引用した。

V. 変性意識状態の精神病理と精神療法

めにできることは何もありません。しかし，私がリラックスして私の超越的な核心（transcendental core）に近づくことができる時，私は関係の中で奇妙かつ衝動的な仕方で振る舞ってよいのです。それは，合理的に正当化することのできない仕方，私の思考過程とは何の関係もない仕方で。しかし，この奇妙な振る舞いは，後になって正しいということが不可思議な風に判明します。それらの瞬間には，私の内なる魂（inner spirit）が手を伸ばして他者の内なる魂に触れたように思われるのです。私達の関係はそれ自体を超えて，何かより大きなものの一部になります。深い成長と癒しとエネルギーとがそこにあるのです」。

同じように治療者自身のASCの精神療法における意義についてふれた例として，廣瀬は神田橋の「離魂融合」を挙げる。神田橋は次のように述べている[14]。「『患者の身になる』技法としての離魂融合現象では，体全体，体の感覚全体が向こうに移ってしまうようになる。そしてこちら側の肉体と意識とは，ほとんど死に体というか，意識にのぼらなくなり，患者の肉体に重なっている部分が意識し，体験しているような錯覚が生じてくる」。

この離魂融合が起こっている時の治療者側の経験を神田橋はさらに次のように表現する[14]。「『自他の境界が消滅した瞬間』と形容すると感じが伝えられそうな一種奇妙な感覚を伴い，少しだが自分を見失う恐怖感を伴うこともある。そしてその短い期間の間に，患者の心性がつかめたような新鮮なひらめきが生ずることが多い」。

このようなASCは単なる思いつきや，治療者が意図的に計画して生じさせられるものではない。逆にそうした意図を持たず治療を進めていくときに，巧まずして与えられる。ムカデが自然に歩けば100本の足を自由に使えるのに，意識して歩こうとすると足の一本一本がバラバラになり歩くことができなくなるという例を示して，廣瀬はこの間の消息を伝えている[13]。

このように治療者のASCは，期待し，意図的にたくらんで獲得できるものではなく，むしろそうした期待をまったくしない中で，治療者自身が自分自身を信じ，Rogersの言うプレゼンスの中に自らを置く中で，ある時にあ

る場面で突如出現するもので，それは理論というよりも実践経過の中で，偶然に巧まずして起こる。

　現代の精神療法はこのような個人的・偶発的な経験をなるべく廃し，一定の技法を用い，一定の効果が得られるような方向に向かいつつある。その結果，精神と精神の相互交流から生ずるクライエントの精神への働きかけから離れて，クライエントの行動へ働きかけるという領域へシフトしていく。もちろんこのような方向はエビデンスを重視する現代医療の中で取らざるを得ない必要な態度であろう。

　しかし治療者・セラピストと患者・クライエントの関係性とその操作や変化が治療的な効果をもたらすという側面こそは，もっとも精神療法の精神療法らしいところなのではあるまいか。

　上述したRogersのプレゼンスや神田橋の離魂融合にみられる治療者と患者におけるASCを介した相互関係はその代表的な例と筆者は考えるのである。

　類似の様態はシャーマニズムの中にも見い出される。通常シャーマンは自ら憑依体験の中で神や仏といった超越者からの啓示を信者へ取り次ぐ。しかし憑依体験によってシャーマンが示す支離滅裂な言動は人々は直接には理解できず，その意味を人々に取り次ぐ役割を果たす者が必要となる場合がある。修験道の前座はその一例である。彼らは一見単なる理解者ないしは仲介者と見なされるが，佐々木はこのような前座に代表される一見シャーマンとみなされないような存在もまたシャーマンであるという[15]。

　彼らは憑依状態というASC状態にあるシャーマンとそれを見守る人々を仲立ちするのみでなく，場合によってはシャーマンのASCを制御し調節したりする役割を担う。憑依状態にあるシャーマン，場合によってはそれに感応された人々と同じASC体験を，彼らもまた何らかの程度もつのである。このような意味で佐々木は前座を「静かなシャーマン」と呼ぶ[15]。

F 観照・瞑想・坐禅と精神病理・精神療法

　これまで述べてきたASCと観照・瞑想・坐禅はいかに関係するであろうか。その様態，特に注意の集中という点から，観照・坐禅・瞑想はASCを引き起こす可能性があると予測される。しかし筆者は本論考で述べた「やまい」としての憑依状態にみられるようなASCの病理を観照・瞑想・坐禅の中にみたことはない。

　坐禅には禅病という病的状態があり，白隠禅師の場合が有名である。しかしこれは心身症ないし不安神経症と考えられ，変性意識状態に関連する病理ではないという[16]。

　ASCを引き起こすと予測されうる瞑想や坐禅に病理現象が少ないのはなぜであろうか。先に筆者は病的な状態に立ち入るASCに関して，直線性や迅速性を指摘し，あわせてASCを制御するもう一人の自己の不在を指摘した。

　この点に注目して坐禅や瞑想について考えてみる。たとえば数息観においては数える自己と数えられる自己の両者が不即不離の関係，「不二一如」の関係に至るという。また風の音なら風の音という外界の刺激を，聞いたままにして受け入れ，それ以上思慮・念慮を発展させないような境地，すなわち「正受にして不受」の境地を禅は指摘する[17]。

　自己に任せながらもその自己の意識の流れを観察し監督するもう一つの自己が確実に存在し，さらにはその存在を自覚しないほどに両者が不即不離の関係で共存するという様相がそこには認められる。

　このような状況は先に述べたASCにある自己が，もう一人の自己によって制御されるといった明確に二分した状態をさらに凌駕する境地といえる。すなわちASCに入っていく自己を，もう一方の自己が十二分に，しかもまったく自覚せずに監督・制御している。この状態が禅定の一つの境位であるとすれば，それは病理現象においてASCに陥っていこうとしがちな心を自覚的に制御するよりは，はるかに高次の優れた制御・調和状態であろう。筆者はここに観照・瞑想・坐禅のすぐれた力をみるのである。

文 献

1) 西村　康：シャーマニズムと憑依状態．臨床精神医学 8，1029-1037，1979．
2) 宮本忠雄：憑依状態―比較文化精神医学の視点から．臨床精神医学　8，999-1008，1979．
3) 佐藤時治郎：精神鑑定覚書（弘前大学医学部神経精神医学教室編：佐藤時治郎教授開講十周年記念精神鑑定集）．弘前大学医学部神経精神医学教室，pp.704-752，1977．
4) 齋藤稔正：変性意識状態（ASC）に関する研究．松籟社，1981．
5) 柳田国男：木綿以前の事（柳田国男：定本柳田国男集，第14巻）．筑摩書房，pp.1-218，1969．
6) 柳田国男：食物と心臓（柳田国男：定本柳田国男集，第14巻）．筑摩書房，pp.219-375，1969．
7) 桜井徳太郎，谷川健一，坪井洋文，et al.：共同討議ハレ・ケ・ケガレ，青土社，1984．
8) 宮家　準：民俗宗教の象徴分析の方法―秘められた意味を求めて―（藤田富雄編：講座宗教学第4巻，秘められた意味）．東大出版，pp.188-280，1977．
9) 佐々木雄司：わが国における巫者（Shaman）の研究．精神神経学雑誌 69，429-453，1967．
10) 高橋紳吾，柴田洋子：憑依感応型精神病における当事者間地位とその逆転現象―症例を通じて．東邦医学会雑誌 30，132，1983．
11) 戸田裕喜：憑依体験における治療論的トリアス―女性8例を通して．臨床精神病理 16，63，1995．
12) 北西憲二，豊原利樹：憑依状態と精神療法．臨床精神医学 21，1697-1703，1992．
13) 廣瀬幸市：セラピストの変性意識状態に関する一考察．京都大学大学院教育学研究科紀要，第46号：336-347，2000．
14) 神田橋條治：精神科診断面接のコツ．岩崎学術出版社，東京，1984．
15) 佐々木宏幹："静のトランス"の再評価，春秋 No.375，1-4，1996．
16) 稲永和豊：白隠の禅病をめぐって．筑水会神情報研年報 21：57-71，2002．
17) 荒木邦治：禅の立場から（特集：心身医療と宗教の接点―宗教からみた心とからだ―）．心身医療 8：145-149，1996．

VI 在家坐禅者のこころ

大井　玄（東京大学名誉教授）

坐禅をする意味　A

　私は現在臨床家としては終末期医療，とくに痴呆のケアと在宅の看取りに携わっております。従いまして，当然そこには人の生と死が同時に繰り広げられる日常があります。生というのはおかしく聞こえるかもしれませんが，介護の難儀は，生の苦労の一様相と申せましょう。同時にそこには死についての学習という側面もうかがえます。そのような現場にいながら自分にとって坐禅をするということはどういう意味があるのか，今日はそのような観点からお話させていいただきます。

　坐禅，あるいはどのような瞑想であっても，ある程度練達した人なら，意識ははっきり保たれているものの，自我意識の消失あるいは『無我』という境地を経験するようになります。それは，決して道元の『心身脱落』やプロテイノスの神秘的合一体験といった凄い境地ではないのですが，ある脱自的体験と言ってよいだろうと思います。しかし脱自的であるという状態は，自己がなくなったと同時に，自分が無限に広がった，宇宙大に拡張した状態とも言えるものであり，あるいは自他対立的な意味での自他という区別がなくなったため，すべてにつながった状態と言ってもよいかもしれません。ご存知の神経科学者，ジェイムス・オースティンはその著書 "Zen and the Brain" で，神経内科的な立場から詳しく自分の禅定体験を分析しております。この

VI. 在家坐禅者のこころ

場の皆様方はすでにご存知の文献であると存じますので，坐禅そのものについて分析的考察をすることは，今回は他の方々にお任せして，ここでは致しません。ここでお話しすることは，死に直面する場合の，坐禅の心理的効用とでも言うべき側面でございます。それは生と死とを二項対立的に捉える感覚が薄れていくことから結果として生ずる死の恐怖からの解放といえるかもしれません。

B 死の恐怖の成因

死の恐怖はどうして生じるのか。これもいろいろな角度から考察できますが，ここでは二点指摘したいと思います。

まず第一に，死から隔離されることにより生ずる死への恐怖です。死から隔離されることは，一方において死の実感が薄れると同時に，他方において死の恐怖が増すという二重効果をもたらします。終末期医療に携わるものとして現在実感するのは，死に往く人も，その介護者も，年代が下るにつれて，死の感覚的理解が消失しつつあるということです。これは伝統的な看取りの習慣がなくなり，病人はほとんど病院で死ぬ現況では当然のことと申せましょう。それだけではなく，現在の日本社会では死を忌避し，タブー視している。しかしその心理的影響あるいは結果は，死に対する恐怖がかえって強くなる点に現れてくる。つまり馴染みのない事象は不安としばしば恐怖を生ぜしめるものです。この点について，タヒチに在住する作家坂東眞砂子さんの面白い観察があります（日本経済新聞夕刊エッセイより）。

彼女のドライブの楽しみは，鶏の死骸を発見することだそうです。タヒチには野生の鶏がたくさんいて，しょっちゅう車に撥ねられて死んでいる。それを拾って，新鮮ならば食用に，痛んでいれば犬の餌にする。何日かまえに路上で猫の死骸を見つけたがこれは利用できないので残念と思った。その時彼女がふと気がついたのは，自分の猫の死に対する感覚の変化です。彼女は猫好きで，以前なら猫の死骸を見つけるならば，胸を痛め嘆いたものだった。

B．死の恐怖の成因

しかしタヒチに8年住んでいるうちに、「あぁ、また猫が死んでいる、かわいそうに」ぐらいに薄れてしまった。

　つまり見慣れてしまったわけです。島には、野生の鶏だけではなく、野良犬、野良猫、野鼠などがうようよいて車に轢かれた死骸が路傍に残されているのです。ぺしゃんこになった猫や、四肢を宙に突き出して死後硬直した犬、ねずみなんかは灰色のしみみたいに地面にくっついている。ここで彼女は考えます。子どもの頃、彼女が育った高知の山間の村では、犬猫、蛇の死骸が路傍に転がっていて平気だったのに、都市生活を続けるうちに獣の死骸に違和感を抱くようになってしまった。そして考えるのは、生活から死を排除することによって弊害が出てきているのではないかということ。最近の青少年の殺人事件の報道で、「人が死ぬのを見たかった」｛殺してみたかった｝などという記事を見ると、死から遮断された人々は、死の実感を失ってしまうと思います。その後の考察が見事なので、一部読ませてもらいます。

　「死の実感の喪失は、自分の命は永遠であるという幻想ももたらす。その幻想の中で、人は死に対する激しい恐怖にとらわれる。かくいう私も死ぬことがずっと怖かった。考えはじめると、叫びたいほどだった。しかしタヒチで獣の死骸を日常的に目にするようになって、次第にそれが薄らいできた。生きとし生きるもの、すべてに寿命がある。獣の死骸をあちこちで目にするのは、枯葉や枯れ草を見かけるのと同様に普通のことだと感じるようになってきた。人はいつか死んでいく、ということは、誰もがよく知っている。しかし、そんな知識は、死の恐怖を消すには役立たない。死を見て、肌で感じ、腐臭を嗅ぎ、実感し、骸が自然の中で溶解していくのを見届ける連続の上ではじめて死の実感は、安らぎとともに得られるのではないか」

　また彼女はこういう考察もしております。「死の実感は生の実感にも通じている。生と死とは、互いの色を際立たせる補色のような関係だ。私に関していえば、死の実感の芽生えとともに、生の実感もなんとなく感じるようになってきている今日この頃である」

　この表現は禅でいう生死するという感覚をよく捉えていると思います。生

死を同一次元で感じ，理解しないで生のみを選び出そうという生き方は，じつは生を実感することを難しくするばかりか，かえって死の姿をゆがめ拡大する心理作用があります。

　第二に，坂東さんが指摘するように，自己の実体化という心理的作用があります。哲学では，それ独自の性質を持ち，他に関係なく，永久に存在するものを実体と申しますが，自己を実体視することは激しい死に対する恐怖を生じます。

　実はそのことは百年も前に森鴎外がその短いエッセイ「妄想」の中で指摘しています。それを一部引用しますと「自分は小さいときから小説が好きなので，外国語を学んでからも，暇があれば外国（主としてドイツ語）の小説を読んでいる。どれを読んでもこの自我がなくなると言うことは最も大いなる最も不快苦痛だと言っている。ところが自分にはたんに我がなくなるということだけならば苦痛とは思われない…それぞれの病症薬症に相応して…苦しみを覚えるだろうと思うのである。自我がなくなるための苦痛はない」

　それでは西洋人の言う自我というものは，鴎外自身の自我とどうゆう点で異なっているのでしょうか。

C アトム的自己とつながりの自己

　ここで自我と自己とを同義的に使いますが，現在の文化心理学の知見を読みますと，世界の諸文化において自己観には二種類あるといわれています。ごく単純に言ってしまいますと，それは自己をどう認識するかに関係しており，ひとつは自己を他者から完全に分離した，それ自体で完結した宇宙であり全体であると（深層意識的に）認識するものです（この自己観については，文化人類学者クリッフォード・ギアツの見事な定義がある）。他者は関係項として存在しない。このタイプの自己観をヘイズル・マーカスとキタヤマ・シノブは相互独立的自己観と呼びました（1991）。このタイプの自己では，自己は判断，意思決定，行為のダイナミックな中心として感じられている。

このタイプは西欧，北米に多く見られます。

　もうひとつの自己観は，その他すべての文化で優勢に見られるもので，相互協調的自己観です。この自己においては，自己は他者と切り離せないと認識されており，その判断，意思決定，行為において，他者は常に関係項として存在します。

　これら二種の自己を，私は勝手に「アトム的自己」，「つながりの自己」と呼んでおりますが，たとえば自己実現という現象を比較すると違いがよく判ります。前者にとって自己はそれだけで完結した宇宙ですから，自分の中の中心的属性が発現されることが自己実現になります。つまり，状況によって影響されにくい自分の才能，野心，能力を具現化することであります。これに対し後者では，切ることの出来ないつながりがある，つまり関係項がいつも存在し，自分の才能，野心を直接発現させるというよりは，他者に期待された自分の役割をよく果たすことにより，他者の賞賛を受け，他者とのつながりを強化する方向に心理的力動が動きます。

　また，イリノイ大学で文化人類学を教えていたハリー・トリアンディスは「私は……What am I ?」という問題を20回繰り返しだして，回答者がどういう風に答えるかを分析しておりますが，それによると，アメリカの白人は「私は頭がよい」とか「私は魅力的だ」というように自分自身の特徴を述べることが多いのに対して，日本人や中国人は，「私は名古屋大学生だ」だとか「私は母親だ」というように他者（組織，社会などを含む）との関係性におかれた自己を描写することが多い。たとえば，アメリカ白人では関係性の自己を述べることは15パーセントに過ぎなかったのに，中国人では52パーセントだったという知見があります。つまり自己をどのように認識しているかは，実は，世界をどのように認識するかに深く関係して参ります。

死の感覚と自己観

　たとえば，「アトム的自己」と「つながりの自己」を比べますと，自己の

死に対する感覚したがって態度がはっきり違うのが認められます。前者については，キュブラー・ロスの"On Death and Dying"が，手遅れのがんが見つかったときからそれを受容するに至るまでの段階を分析したものとしてよく知られておりますが，特徴的に，怒りの段階が長くしかも激しい。怒りの段階は，5段階であるのにほとんど半分に近い量を占めていたような印象が残っております。実際感情に関する比較を日本人とアメリカ人大学生にしてみますと，喜怒哀楽はアメリカ人のほうが強く長く経験し，しかも身体に現れる反応も激しいのです。しかし，私が若い頃看取った日本人のがん患者にはそのような激しい怒りはほとんど見受けられませんでした。たとえば（私が看取ったわけではありませんが）私も教わった解剖学の細川宏教授は，胃がんで入院されてからたくさんの美しい詩をかかれてますが，そこには怒りがまったく認められません。むしろ周りに気を使って，自分が手遅れのがんを患っているのを知っている事実を人に言わないでいる。この態度は，医療人類学者マジョーリー・カガワ・シンガーがアメリカの日系二世とアングロアメリカンの進行がん患者を調べたときの知見とよく一致します。アングロアメリカンでは，がんは悪意ある侵入者として捉えられています。がんという悪者をやっつけるために喚きたて，助けを求める。ところが，日系二世では，自分ががんを持っていることを知りつつも，あたかも知らないかのごとく話をしている。したがって，怒りが長くつよく続くというキュブラー・ロスの観察は，「アトム的自己」については正しいものの，「つながりの自己」については当てはまらないように見えます。

E　世界とのつながりが強いとき

　私は，「つながりの自己」と言うとき，これに人間の他者とのつながりだけではなく，自然，世界，宇宙とのつながりをも含めたいと思います。たとえば，自然とのつながりを感ずる機会は，都市生活者よりも農耕や狩猟採集をしながら生活する人のほうがはるかに多い。まったくの狩猟採集民である

E. 世界とのつながりが強いとき

ヘアインデアンや半狩猟半農耕民のアメリカインデアンについての文化人類学的観察によれば，死に対する恐怖というものがほとんど見当たらないように見えます。たとえば原ひろ子氏のヘアインデアンについての記録はきわめて優れたエスノグラフィですが，彼らの人生の理想は美しく死ぬことにある。また，文化人類学者であり，自身がアバナキ・インデアンの血をひくジョセフ・プルチャックは，アメリカインデアンの部族の宗教を調べ，死への恐怖がまったく見られないことを指摘しています。

皆さま，次のプエブロ・インデアンの詩はあまりにも有名でしょう。

今日は死ぬのにもってこいの日だ
生きているものすべてが，私と呼吸を合わせている
すべての声が，私の中で合唱している
すべての美が，私の目の中で休もうとしてやってきた
あらゆるわるい考えは，私から立ち去っていった
今日は死ぬのにもってこいの日だ

私の土地は，私を静かに取り巻いている
私の畑は，もうたがやされることはない
私の家は，笑い声で満ちている
子どもたちは，家にかえってきた
そう，今日は死ぬのにもってこいの日だ

私は在宅の看取りを指導しておりますので，死の迫った患者の家族には，出来るだけ病人の周りで笑い声を立てること，孫やひ孫がなついている場合にはその子たちをそばに来させるように勧めていますが，今まではいずれの例でも，看取りを終えた家族から感謝されております。

ではなぜ臨終に近い人の周りを明るくにぎやかな雰囲気に保つのがよいのか。私は，それは死に往く人が，自分の残した「世界とのつながり」つまり，

VI. 在家坐禅者のこころ

子や孫たちとの「つながり」を経験できるからだと解釈しております。

　さて，今は我々を生かしてくれる母なる大地や自然，さらには祖先や森の動物たちとのつながりを感じている人の場合を例に挙げましたが，不思議なことには，死の恐怖に影響する意味で，このつながりの感覚は，自己よりはるかに大きな存在，祖国，世界，絶対者といった超越的な対象であればよいように見えます。たとえば，インデラ・ガンジー首相は，暗殺されるすこし前に「自分が死ぬならば，私の血の一滴一滴が私の祖国を活性化するだろう」と語っておりますし，自爆テロを志望する青年たちも絶対者とのつながりを感じているように見えます。

　とすれば，今述べてきたような死に往くものにとっての本質的な慰籍，慰めは，自分自身の分身や自分を含みかつ超越する存在といったきわめて深く信頼している存在との「つながり」を感じている心理であろうことが察せられます。

　さて，禅でいう悟りの体験は，端的に言えば，この宇宙・世界・コスモスとのつながりを実感し，自分が宇宙と一体であり，宇宙そのものであることを実感した時に生ずるものと，私は理解しております。たとえば，ゴータマ・シッダルータが菩提樹の木のもとで，8日間の瞑想の後，暁の明星を見て覚者つまりブッダと成ったと言い伝えられておりますが，山田無文老師は「ゴータマはそのとき，私はあの星だ！」と叫んだに違いない，とコメントしています。

　いうまでもなく，現在の宇宙科学はゴータマの直感を支持するものです。宇宙は137億年前にビッグバンで生じ，最初に出来た物質は水素であったという定説の大筋を信じるとすれば，私たちの身体の中には，星の誕生，成長，老化，死によって生じた宇宙間物質の数々が含まれております。それどころか我々の身体の3分の2を占める水分を構成する水素原子の原子核，陽子の寿命は，千億年の千億倍の百億倍と計算されていますから，私たちは宇宙が出来て直後に作られた元素を利用していることになる。私たちはアンドロメダ星雲や北極星と同じように古いのであり，私は，ジンギスカンや聖徳太子

の身体にあった水素原子を再利用しているのかもしれない。宇宙は私たち，回りの木々，チョウチョウやハチや蟻たち，八ヶ岳というような多彩な現れ方をしているが，宇宙として137億年前無限に小さな一滴だった時も膨張を続ける今もひとつであります。

　もし坐禅という営みがこの自己と宇宙とのつながりを確認する努力であるとすれば，その努力は私が死ぬまで続けられるべきでありましょう。自分が，いやどの人間も宇宙とつながっている，宇宙を体現しているという確信があるならば，つながりを見失っている不安な魂に対しても，ささやかな慰籍の方法を示す自信が生ずるのではないでしょうか。

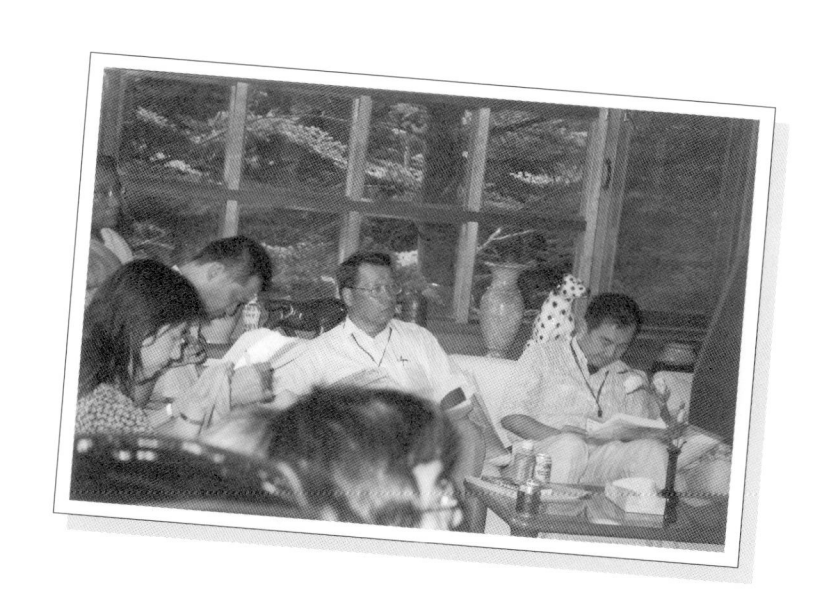

VII 弁証法的行動療法
(Dialectical Behavior Therapy：DBT)

石井　朝子
(サウスカロライナ州立クレムゾン大学, 武田病院)

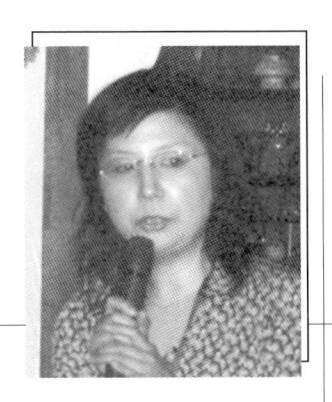

　弁証法的行動療法（dialectical behavior therapy：DBT）は，米国の行動心理学者であるマーシャ・リネハン（Marsha M. Linehan）によって1987年に開発された，境界性パーソナリティ障害（borderline personality disorder：BPD）の診断にもっとも関連する自殺行動としてのリストカットや過量服薬などの意図的な自己破壊的な問題行動に対して多くの有効性が実証されている認知行動療法である[2,3,6,7,10]。また，近年ではBPDのみならず，摂食障害，双極性障害や外傷後ストレス障害などの他疾患への治療効果も報告されている[1,8,9]。

　DBTは，東洋の禅の実践から得られた視点と西洋の心理学と統合し，患者のもつ対極の事象や概念を，治療における持続的な統合過程の中で調和させる弁証法理論にもとづいている。他の認知行動療法と異なる点は，BPDの病因，治療目的，治療戦略や治療者の患者に対する行動スタイル等に治療全体の側面に弁証法的世界観を採用していることにある。

　筆者は，米国ワシントン大学のDBT Intensive Training Courseを受講後，単科精神科病院にて臨床研究をリネハン博士およびDBT専門家によるスーパーバイズのもと実施している。本稿では，これまでに得られた知見をもとにDBTについての概論について述べる。

Ⅶ. 弁証法的行動療法

A 弁証法的視点と弁証法的戦略

　DBTではBPDの中核的機能不全である「情動調節不全」は，生物学的基盤と社会環境的要素から生じているとしている。たとえば，生まれつき情動調節に脆弱性をもっている子どもに対して，親や周囲の人々が「問題のある子ども」として常に子どもの感情，行動，思考を不是認（Invalidate）する環境を与え続けるとその子どもはさらに情動調節がうまくいかず，不適正な行動をエスカレートさせ，BPDの病理が形成されていくという理論である。

　そこでDBTでは，生物学的基盤と社会環境的要素の2つの対立する要素を組み入れ，患者の極端な情動や衝動的な行動を低減できる問題解決戦略と患者が自分の感情，行動，思考の選択を信頼し，自分自身を受け入れられるような是認（有効化：Validation）戦略の2つのコア治療戦略を適用している。

　つまりDBTにおける弁証法の基本となっていることは，治療的介入行動を明確に示し患者の行動変容を促進する一方，患者が自分自身を含め出来事や状況をありのままに受け入れることを求めている点にある。このように変化と受容という弁証法的側面を扱う戦略は，DBTの治療全体に組み込まれていることから，治療者は，患者との相互作用な中で，受容と変化の戦略バランスを慎重に図ることになる。

　問題解決戦略では，行動分析により明らかにされた問題行動に対して随伴性マネージメントや，エクスポージャーが実施される。具体的には，行動連鎖分析（チェーンアナリシス：図1）を利用しながら，治療者が患者の現在の問題を同定し，問題行動の前後に起こったあらゆる出来事や事実を明確にして，問題に対する患者の反応やその意味について仮説を立てていく。その後，問題行動に対する代替解決策を考え，評価し選択をした上で，実行するために何が必要であるかを検討していく。

　一方是認戦略（Validation）は，患者をありのままに受け入れる治療者の態度であり，DBTの中核的な受容戦略（Core acceptance strategy）である。

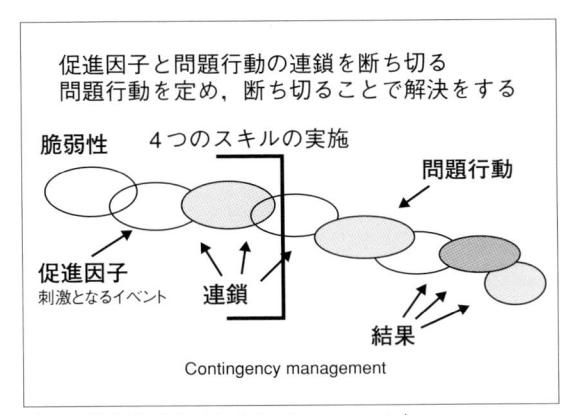

図1　行動連鎖分析（Chain Analysis）

　DBTにおける受容とは，患者の存在そのものの意味を発見をし，判断，非難，操作をしないで患者に接することである。
　実際には，治療者は患者の感情や思考，行動には意味があり，価値があることを認めることにより，治療が患者にとって「不是認（Invalidate）環境」を再現しないことが保証され，患者も自分を認め，受け入れることが可能になり，自己是認（Self-validation）を獲得することができる。是認戦略には，積極的に観察，照らし返し，患者が言葉にしていない感情や思考の明確な表現，患者の機能的な部分や健康な部分への注目などさまざまなレベルがある。
　是認は，治療者と患者の共感性が高まり，治療関係が良好に保たれるなどの利点があり，リネハンのスーパービジョンにおいても，セラピストの是認戦略は重要な課題として取り上げられ，どのような是認のスキルを入れるべきかが繰り返し教示される。

弁証法的行動療法の治療モード B

　外来患者向けの標準的なDBTは，患者の行動に対する動機を扱い，また

獲得したスキルの強化をめざす個人精神療法，心理社会的スキルの獲得を目標とする集団精神療法におけるスキルトレーニング，スキルの根付けに対応する電話相談，治療者のセラピーを目的としたコンサルテーションミーティングの4つの治療モードからなる。

1. 個人外来精神療法

　患者は治療前のオリエンテーションで，治療者からDBTへの参加態度および治療効果などの全容について説明を受け治療契約を結んだのちに正式な治療が開始される。治療前のオリエンテーションの実施は，治療中断の防止につながる。

　標準的なDBTでは，各患者の個人精神療法の治療者は，治療チームの主セラピストにもなる。患者は，週1回の個人精神療法への参加は義務付けられ，参加しない場合は，集団精神療法への参加はできない。基本的には，週1回としているが，患者が危機的状況では週2回とする。またセッションの時間についても50分から110分となり，患者の病態やまた面接で取り上げる内容によって治療者が調整をしていく。連続して4回セッションを休んだ時は，治療の中断とみなす。

　治療においては，患者と治療者の話し合いのもと，個人精神療法で扱う階層的な治療標的を作成し，重要度の高い問題行動から介入をしていく（**表1**）。

　たとえば自殺行動や過量服薬などの命に関わる行動，そのほかいちじるしく不安定な問題行動を実行している重篤な機能不全を持つ患者は，第1ステージから取り組む。また機能不全の程度が比較的軽度な患者は，第2ステージから取り組み，外傷後ストレス症状の軽減をめざす。過去の外傷体験の曝露およびその処理を脱感作やキューエクスポージャーなどの行動論的治療が実施される。たとえば，児童期の性的虐待および他の重大な未処理の外傷体験を受容すると同時に外傷体験と結びついている自責感や恥などの感情および否認を低減させていく。第3のステージでは，患者の自尊心（self-

表1　個人精神療法における治療標的の階層

第1ステージ
自殺行動：自殺関連行動，強迫的な自殺の衝動，イメージ，自殺念慮など
治療阻害行動：治療を受けることを妨げる行動（不参加，非協力的，不遵守），他の患者が治療を受けることを妨げる行動など
「生活の質QOL」の阻害行動：物質濫用，逸脱した性的行動，いちじるしい金銭的困窮など

第2ステージ
外傷後ストレス症状の軽減

第3ステージ
自尊心の獲得
個人的目標の達成

respect）の獲得を目指し，患者が自分自身を信頼し，自分の情動や行動を受け入れることができる能力を確立する。

　治療においては，患者の実生活内における課題の振り返りとしてダイアリーカードが使用され，患者は1週間の自殺行動，自傷行為の頻度，アルコールの摂取量，違法薬および処方薬の種類や怒りや悲しみなどの否定的な感情の表出回数やまた問題行動に適用したスキルの種類と回数などについて報告する。個人精神療法においては，集団精神療法で習得したスキルについて確認しながら，患者の不適応な思考や行動を抑止して，適応性の高い思考や行動に置き換えていけるように支援をしていく。また患者ができるだけ継続的治療を可能にするために問題行動に対して有効なスキルの導入を抑止する治療阻害行動に対する問題行動の動機について明らかにして解決をしていく。治療では，オペラント条件づけの原理にもとづいた随伴性強化モデルが応用され，行動連鎖分析カードを使用して，①患者の脆弱性に影響を与える環境因，②直接要因，③問題行動，④問題行動の結果，⑤代替となる適応的行動について系統的に行動分析をしていく。

2. 集団精神療法

　集団精神療法におけるスキルトレーニングでは，BPD患者が欠如しているといわれている良好な対人関係や自己調節などの能力を育成するとともに，不適切で衝動的な行動の再発防止スキルの根付けが主眼に置かれている。スキルトレーニングは，BPD患者の自己，行動，情動，対人関係，認知の5つの機能調節不全を標的とした①マインドフルネス・スキル（心と身体の感覚を豊かにして，『今ここでのありのまま』の自分の状態に気づき受容することが可能になるトレーニング），②効果的な対人関係スキル（相手の意見を尊重し，かつ自分の意見も適切に主張できるトレーニング），③情動調節スキル（過剰な怒り，恐れ，不安などの感情のコントロールを可能にするトレーニング），④苦痛耐性スキル（日常生活の中でもっともストレスフルな場面に遭遇した時に衝動的な自殺行為を回避し適正的行動に置換できるようにするためのトレーニング）の4つのスキルが教示される。

　スキルトレーニングは1年を1クールとしている。患者は，6ヵ月のサイクルを2回受けることになる。6ヵ月の治療サイクルでは，マインドフルネスを，2週間づつ3回に分け実施し，その他のスキルは，6週間とする。各2週間のマインドフルネスのトレーニングは，他の3つのスキルトレーニングの間に導入する。患者のグループ参加は，マインドフルネスを必ずはじめに受けることとし，他のスキルについてはその順番を問わない（図2）。

　またスキルトレーニングは，個人外来精神療法と並行して受講しなくてはならない。週に1回，2時間～2時間30分のオープングループである。参加人数は，6人～8人が理想とされており，10人を超えてはならない。グループは，講義形式で行い主と副の2名のグループリーダーにより運営される。主セラピストはスキルを教示し，副セラピストは各患者の行動観察を行う。ここでは，個人的な問題行動や精神的な問題については取り扱わず，各スキルの教示を心理教育的に行う。毎回セッション後に学習したスキルを実生活内で実施するよう課題が与えられ，その結果を次週のグループ内でシェアをする。スキルの導入が困難であったケースについては，必要に応じセラピス

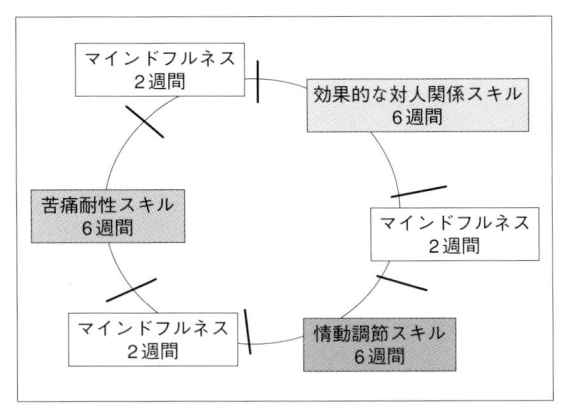

図2 6ヵ月の治療プログラム（2サイクル1年間のプログラム）

トは，患者とロールプレイを行いスキルのコーチングをしていく。

1）マインドフルネス・スキル（Mindfulness Skill）

　マインドフルネス・スキルは，DBTの中核的スキルである。禅の東洋的精神訓練を基礎に持ち，瞑想のスキルを応用したもので，キリスト教の黙想訓練とも通じる。心身に生じることをあるがままに受け止め，「今ここでの」自分の状態に気づくことを可能にするトレーニングである。自分の内面におきている感情や思考をスキルにより自覚を促し，苦痛的なストレスに対して観察し，言語化しながら，参加する段階を通じて脱感作を試みる。

　マインドフルネス・スキルは，衝動性な自己破壊行動および自殺行動，不十分な自己感覚や空虚感，離人症や解離といった認知的不全などのBPDに付随する多くの障害を改善するために有用なスキルである。そのためマインドフルネス・スキルは，スキルトレーニングで最初に教示されるべきスキルとなり，他のスキルに比べ強調されている。

　DBTでは，心（Mind）の状態を理性的な心（reasonable mind）と感情的な心（emotional mind）と賢明な心（wise mind）の3つに分けている（図3）。人が葛藤場面に直面した時に理性的，論理的に考え，経験的事実にのみ注意

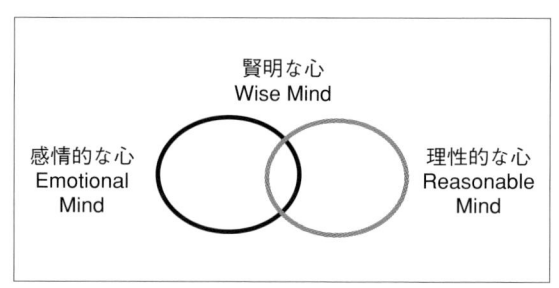

図3 コアマインドフルネススキル

を向け行動の計画を立てる人は，「理性的な心」の状態にある。一方，思考や行動が情動に支配され，論理的思考が困難となり，事実に対して拡大もしくは歪曲されている場合，その人は「感情的な心」の状態にある。「賢明な心」は，「理性的な心」と「感情的な心」が偏りなく統合された状態である。マインドフルネス・スキルは，患者が「賢明な心」に気づくための技法である。

DBTでは，マインドフルネス・スキルを実践する際には，3つの「What」のスキルと3つの「How」のスキルの計6つの教示を必ず行う。「What」のスキルでは，感情や感覚を観察し，それを言葉に出して表現し，マインドフルネスの実践に参加するのである。「How」のスキルでは，今起きている事象に対して判断せずにありのままに受け止め，1つのことに集中しながら，効果的に行うというものである。具体的には，呼吸を利用したマインドフルネス・スキルが実践される。セッションでは主セラピストは以下の教示をしていく。

呼吸を整えてください。呼吸を見つめてください。呼気と吸気に集中してください（温かいですか？冷たいですか？早いですか？遅いですか？）。呼気の時と吸気の時と相違に気づいてください。身体の感覚に集中してみてください（痛いところや具合の悪いところなどがありますか？いつもの状態と同じですか？違いますか？）。今ここでのあなたの心の状態に気づいてみてください（落ち着いていますか？あせっていますか？気分が悪いですか？良

いですか？集中して今ここでの自分の気持ち，感情に気づいてみてください）。実施後は，必ずセッションに参加した全患者が自分の体験をシェアできる時間を確保し，各患者のスキルの習得レベルを治療者が把握することが重要とされている。

2）効果的な対人関係スキル（Interpersonal Effectiveness Skill）

効果的な対人関係スキルでは，対人関係の問題を解決し，葛藤場面では，自分の意見や希望をアサーティブネス（相手の意見も尊重しながら，自分の意見も適切に表現できる能力）に主張できることを目的とする。友好な対人関係を維持し，自尊心を保ちながら，自分の目標を達成するためのトレーニングである。DBTでは，しばしば患者が記憶しやすいように単語の頭文字を利用したキーワードが提示される。

トレーニングでは，自分の目標を達成させるためのDEARMAN（Describe：状況の客観的描写，Express：自分に情動や意見の表現，Assert：相手の立場を理解しながら自分の意見を主張する，Reinforce：相手への強化，Mindful：自分の目的に集中し，マインドフルな状態の保持，Appear Confidence：自身にあふれ，有能であるように見せる，Negotiate：ギブ＆テイクで，何かを得るために何かを与える，代替解決策の提示），対人関係を維持するためのGIVE（Gentle：関係性を維持させるためには，攻撃，強迫，批判をしないでやさしく穏やかに接する，Interested：他人のいうことに耳を傾け，興味をもち，Validate：他人の要求，意見を受け止めて是認する，Easymanner：多少のユーモアを用いながら，とっつきやすい気楽な態度でいる），自尊心を保つためのFAST（Fair：自分と他人に公平でいる，Apologies：へりくだらない，過剰な謝罪はしない，Stick to Value：自分の価値観を貫く，Truthful：正直なる，無力なふりをしたり大げさに振舞ったりない）の3つのキーワードが教示され，ロールプレイによる実践的なトレーニングを行う。

3）情動調節スキル（Emotion Regulation Skill）

　BPD患者にとって，情動調節の機能不全は基本的な問題である。情動調節スキルでは，否定的な感情を抑制するのではなく，自分の情動を理解してラベリングをし，今ある感情を受け止め，いかに変化させていくかを習得するスキルである。具体的には，①情動の本質や機能とそのメカニズムを理解する，②今ここでの感情を観察し，描写する，③ネガティブな感情を減少させ，④ポジティブな感情を増加させるような段階を教示していく。

　できるだけポジティブな体験をするようにつとめ，気持ちをそれに向けることにより，ポジティブな感情を増やし，ネガティブな感情を減少させる。スキルのキーワードとしては，ABC Please（Accumulate Positive Emotion：ポジティブな感情を積み重ねる，Build Mastery：統制力を養う，Cope Ahead of Time with Emotional Situations：感情的な状況になる前に対処する，Treat Physical Illness：身体疾患の治療をする，Balance Eating：バランスの良い食事をとる，Avoid Mood-Altering Drugs：感情を変動させる違法薬は避ける，Balance Sleep：昼夜逆転のないバランスの良い睡眠をとる，Get Exercise：適度な運動をする）がある。

　また現在のネガティブな感情に同化せず，それに拮抗する態度や行動をとることによりポジティブな感情に変化させていくスキルとして，Opposite Actionが挙げられる。過激な怒りを感じたときには，微笑みながらその場から立ち去ることにより，怒りがおさまり衝動的な行動が抑止される。Opposite Actionのスキルを導入する際には，喚起された感情が適正でなく，過剰に反応した結果と判断された時にのみ実施することが教示される。もし，喚起された感情が適正である場合は，問題解決法療法を選択して情動調節をはかる。

4）苦痛耐性スキル

　患者は，短期的な苦痛に耐えるための「危機に対処するスキル」と長期的な苦痛に耐えるための「現実を受け止めるためのスキル」を習得する。苦痛

を受容できる者は，環境が変わることを要求したり否定的な感情を抑止したりコントロールしたりせず受け止め，苦痛な思考と行動に気づくことができる。苦痛な状況に気づき，受容できることは，危機的な状況に対する脆弱性を軽減させることにつながる。トレーニングでは，苦痛は人生において完全に除去することは不可能であり，そのためこの事実を受け入れ，自分も変えていく努力は必須であると指導する。

　危機的な状況に打ち勝つためには，①ストレスな刺激への接触を減らすようにする，注意をそらすようにする（Distract），②自分を元気づけ，優しくすることによって自分を慰める（Self-soothe），③ネガティブな体験をよりポジティブな体験に置き換えるようにして，その時の状態を改善する（Improve the moment），④ストレスを許容する，適正でない行動をしないことの長所と短所を考える（Pros and cons）などの4つの柱が指導される。

　「危機に対処するスキル」としてのキーワードは，ACCEPTS（危機に対する対処としてつらいことから離れるようにする）（Activities：スポーツしたり，ガーデニングをしたり，お茶を飲んだりして何らかの活動する，Contributing：ボランティアなどをして社会に貢献する，Comoparisons：自分と他人を比較してみる，Emotion：感動的な本を読んだり，映画をみたり，好きな音楽を聴いたりして感情を変える，Pushing away：しばらく苦痛なことを棚上げしておく，Thoughts：心を落ち着けながら，数字を数えたりテレビを見たりして何かに没頭してみる，Sensations：氷を握りしめたり，熱いシャワーを浴びたりして感覚に集中する）とIMPROVE（「今」の価値を高めるためのスキル）（Imagery：自分がリラックスできるシーンをイメージする，Meaning：苦痛の中から，目的，意味，価値を見つけたり，作り出していく，Prayer：神や仏に心をゆだねてみる，Relaxation：筋肉を弛緩したり，身体のマッサージをしてみる，微笑みを浮かべて表情を変えてみる，One thing at a time：今，していることに注意を集中させる，Vacation：期間を決めて休息をとる，Encouragement：自分を励ます，「自分はがんばれる」と繰り返し言ってみる）の2つが教示され，気持ちをやわらげるスキル

に五感（視覚，聴覚，嗅覚，味覚，触覚）を落ち着け自己緩和を促すスキルが提示される。

また「現実を受け入れるためのスキル」は，マインドフルネス・スキルが適用され，「呼吸を観察するマインドフルネス」，「自己覚知のためのマインドフルネス」，「微笑（Half-smile）」のスキルを通して，現実の苦痛を受け入れるよう指導する。

3. 電話相談

DBTでは，治療者はセッションとセッションの間に電話相談を受けている。電話相談には，3つの重要な機能がある。第一にスキルトレーニングで学習したスキルを日常生活に活かせるための「コーチング」を治療者から患者に提供することである。危機的状況にある時に治療者と電話で話し合い，問題解決のために必要なスキルを導入し，患者は「成功」を体験することによってスキルの根付けを可能にしていく。第二に一般にBPD患者は，命を脅かす場合以外では援助を求めることが苦手なことが多い。そのため治療者らは，危機的な場合にのみ患者に注意を向け対応するために，かえって患者の自殺行動などの不適応的な行動を強化してしまう場合がある。そこでDBTの電話相談では，自殺未遂や自殺関連行動をした後では電話をかけることができず，自殺衝動に駆られている時や危機的状況である場合にのみ支援を求める練習の機会を提供している。第三には，治療者と患者の間には，しばしば葛藤や誤解が生じることが少なくないため，電話相談によって未解決な問題を軽減しておく役割がある。

4. 治療者のためのコンサルテーションミーティング

DBTでは，治療者に対してのスーパーバイズやコンサルテーションミーティングもケースマネージメントの1つとして治療の重要な一部分であるとしている。週に1回定期的にDBTに関わっているすべての同僚がコンサルテーションミーティングに参加しなければならない。コンサルテーションミ

ーティングでは，治療者が効果的にDBTモデルを実施できるような動機付けの維持や患者への否定的な態度をとることへの回避およびバーンアウトを予防することを目的としている。

しばしば治療者側が患者をめぐり意見が分かれ，治療妨害的な行動に陥る治療者が出現したりする。そこでは，DBT治療前に交わされたチームコンサルテーション同意書をもとに治療の限界遵守や弁証的治療法に対する同意などが確認され，DBTのマニュアルに沿って実施することを再確認していく。このミーティングはチーム医療としての治療者間の関係を良好に維持することや治療者が治療的失敗のための感じる絶望に対して支援していくとともに，DBT治療の枠組みにとどまることができることを目指す。

C. まとめ

DBTは，リストカットなどの自殺類似行動を反復的に行う患者のための包括的治療法として開発された。筆者は，これまでにBPDと診断された患者を対象に臨床研究を実施しているが，DBT実施後は，頻回する患者の自傷行為はほぼ消失し，その効果は持続しており，その有効性について実感している。これは，DBTを構成する多様な治療技法のみならず，スキルの詳細を丁寧にまとめ上げたマニュアル[4,5]と精度の高いダイアリーカードなどの治療ツールに起因することが大きいと考えられる。

現在米国では，双極性障害の患者にDBTのスキルトレーニングのみの部分試行を実施して，その効果をあげている。DBTは，BPD以外の多様な精神疾患への適用および医療コスト削減のために治療技法の組み合わせや治療期間を短縮させるなどの工夫がなされ，その幅を広めている。

今後わが国においてもBPDの治療の1つとしてDBTが実施されていくであろうが，標準的なDBTの導入は，医療システムの相違により今後の課題である。しかし，すでに米国で実施されているDBTの部分試行などの改訂されたDBTの実施は，十分可能であると思われる。

文 献

1) Becker CB & Zayfert C ： Integrating DBT-based techniques and concepts to facilitate exposure treatment for PTSD. Cognitiv. Behav. Prac. ; 8 ： 107-122, 2001.
2) Koons CR, Robins CJ, Tweed JL, et al. ： Efficacy of dialectical behavior therapy in women veterans with borderline personality disorder. Behav. Ther. ; 32 ： 371-390, 2001.
3) Linehan MM, Armstrong HE, Suarez A, et al. ： Cognitive-behavioral treatment of chronically parasuicidal botderline patients. Arch.Gen. Psychiatry ; 48 ： 1060-1064, 1991.
4) Linehan MM ： Skills Training Manual for Treating Borderline Personality Disorder. Guilford press 1992.
5) Linehan MM ： Cognitive-Behavioral Treatment of Borderline Personality Disorder. Guilford Press 1993.
6) Linehan MM, Schmidt H, Dimeff LA, et al. ： Dialectical behavior therapy for patients with borderline personality disorder and drug dependence. Am J. Addict. ; 8 ： 279-292, 1999.
7) Linehan MM, Comtois KA, Murray AM, et al. ： Two-year randomized controlled trial and follow-ip of dialectical behavior therapy vs therapy by experts for suicidal behaviors and borderline personality disorder. Arch.Gen. Psychiatry ; 63 ： 757-766, 2006.
8) Safer DL, Telch CF, Agras WS ： Dialectical behavior therapy for bulimia nervosa. American Journal of Psychiatry, ; 158 ： 632-634, 2001.
9) Telch CF, Agras WS, Linehan MM ： Dialectical behavior therapy for binge eating disorder. J Consult Clin psychol. ; 69 ： 1061-1065, 2001.
10) Verheul R, Van Den Bosch LM, Koeter MW, et al. ： Dialectical behavior therapy for women with borderline personality disorder ： 12 month, randomized clinical trial in The Netherlands. Br. J. Psychiatry ; 182 ： 135-140, 2003.

VIII 坐禅により軽快した非定型うつ病の1例

貝谷　久宣
（医療法人　和楽会　パニック障害研究センター）

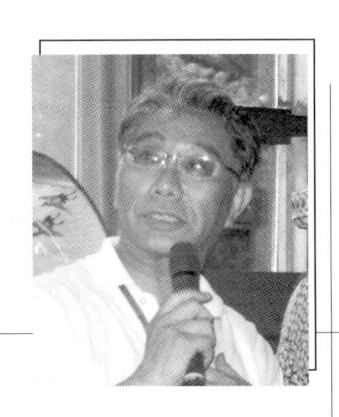

　瞑想や坐禅が精神障害の治療に応用されうる可能性はかなり大きい。しかし，現在までに，本邦ではそのような具体的な報告はほとんど見受けない。精神障害の治療効果判定は標準化された評価尺度で統計学的処理に応じられるほどの数で無作為対照を置いてされるRCT（無作為統制試験）が現在の精神医学の常識である。しかし，臨床的に実用効果のある治療法は統計学的手法を用いなくても圧倒的な明白さでその効力が示される。そして，同じような効果が3例以上になればその治療法の効果はほぼ確立されたのも同然である。

　筆者はまだ1例ではあるが，坐禅により長年の苦悩が劇的に取り去られた事例を経験したので報告し，今後の臨床精神医学における瞑想や坐禅の意義を考察したい。

事例　21歳　女子学生　A

1. 家族歴

　父は一級建築士で設計事務所を開業している。4歳年下の母は父の設計事務所の手伝いをしている。父は，職人肌の人で，あまり社交的ではない。一人で読書したり，魚釣りに出かけたりする。母は神経質で些細なことに情動

VIII. 坐禅により軽快した非定型うつ病の1例

JCLS 88002-498

的に激しく反応する。患者の幼い頃より両親の夫婦喧嘩が絶えなく，父は患者には優しかったが，時々母に暴力を振るうことがあり，患者にとっては恐ろしい存在であった。患者は母から暇さえあれば父についての愚痴や悪口を聞かされ，この意味では母は患者を頼りにしていた。患者は母が一番好きで，母も患者のことには細かいところまでよく面倒を見た。この点ではこの母娘は姉妹のような関係であった。一方，5歳年上の兄は家庭を嫌い，郷里から遠く離れた大学に入り，現在はその地で地方公務員をしている。患者にとって，兄は「勝手のいい人」という存在であった。

2. 現病歴

　小学生の頃から勉強は常にトップで，他の級友からは特別扱いであった。それ故，仲の良い友達はできず，時には自分は嫌われているのではないかと思うことさえあった。中学生の頃から，友達に言ったことを後悔することや，人から言われた一言をくよくよ考えること，さらに人から悪く思われるのではないかなど，些細なことで不安になることが多かった。また，少しでも他人に比べ劣ることに過敏となり，勉強は常にトップでないと気が済まなかった。それでも劣等感が常に付きまとい，「完璧にやらなければならない」と常に思っており，完璧にできずに挫折するという些細な経験から劣等感がより強くなった。一人でいるときは理由もなく不安になることがあり，泣きたくなることもあったという。また，中学生の頃には動悸や浅い呼吸がみられ，軽いパニック不全発作を経験していた。高校は県立の最優秀校に入学し，常に劣等感に苦しめられながらひたすら勉学に打ち込んだ。もちろん，高校でも成績はトップで，ノーベル物理学賞に憧れ某国立大学理学部に入学した。大学生になってからも，成績は常にトップクラスであったが，周囲の学生が自分より優秀に見え，自信が持てないという状態が続いた。そのうちに，劣等感に思い煩う生活が辛くなり，毎日自殺のことばかりを考えるようになった。それから，"こんな生活が続いたら耐えられない。死んだ方がまし……"との気持ちから，大学2年生頃からリストカットを繰り返すようになった。

A. 事例　21歳　女子学生

3. 初診時の診察・検査所見

　X年12月，当クリニックを受診。初診時の自己評価式抑うつ尺度（SDS）は55点，ベックうつ評価尺度（BDI）は28点であり，中等度のうつ状態を示した。東大式エゴグラム（TEG）プロフィールはW型でマイナス思考のパターンであった。非定型うつ病に関する項目については，気分反応性が明らかにみられ，鉛様麻痺や過眠，過食，人間関係における過敏性といった4つの関連症状はすべて認められた。

4. 初診時の診断

　気分変調性障害（非定型の特徴を伴うもの）。

5. 治療経過

　初診時に抗不安薬（メイラックス），抗うつ薬（イミドール）と少量の鎮静剤（レボトミン）が処方された。1日10時間以上眠る日が週3日ほどあり，過眠することによって情けなく辛いと感じる日が多々あった。大学の講義を休む日が多くなり，"怠け者"という自己嫌悪，虚無感，そして焦燥を繰り返す日々が続いた。大学の成績だけでなく，容姿についても他の女子学生と自分とを比べ，大学の中で自分が一番美しい存在でなければ気がすまないと考えた。同性の友人はなく，自分に対して献身的な異性とは付き合うことが出来たが，しかし，異性との人間関係は容易に破綻を来たし，リストカットがしばしば見られた。初診2ヵ月後，大学を休学することになった。夜になると，急に不安になることがしばしばあった（不安・抑うつ発作*）。休学し

---

*不安・抑うつ発作：強い不安または抑うつを感じるはっきり他と区別できる期間で，その時，以下の情動のうち2つ以上がかなり突然に発現し，30分以内でその頂点に達することが多い。数時間から半日続くことがある。多くの場合，日暮れから夜間にかけて出現する。
1. 不安・焦燥感，2. 悲哀感，3. 自己嫌悪感，4. 絶望感，5. 孤独感，6. 無力感，7. 抑うつ感，8. 自己憐憫感，9. 自責感，10. 羨望，11. 空虚感
この状態に対して，啼泣，過食，喫煙，飲酒，器物破壊，自傷，大量服薬，異性への刹那的な接近，逃走，自殺企図など種々のアクティング・アウトが出現する。この状態は，若い女性の非定型うつ病の中心的症状であり，軽くてもこの発作が出現している間は，病状は最盛期と考えられる。人により数年続くことがある。

VIII. 坐禅により軽快した非定型うつ病の1例

ていることに対して，自分がレールから外れている焦りの気持ちを強く持つことがあった．友人がうまくいっている話を聞くと瞬間的に気分が落ち込み，それが数日間続いた．

　実家に戻ると，母の言葉に対して責められていると感じとり，過敏な反応をした．焦燥，母に対する攻撃，その後の自己嫌悪の繰り返しであった．休学中，大学のバドミントンのサークルに出るようになった．気分転換のために始めたのだが，試合で負けた悔しさで頭がいっぱいとなり，憂うつで一日ベッドの中で過ごすこともあった．この頃，"バドミントンでも自分の理想のバドミントンをしたいと思う．負けたときは次に頑張ろうと思うがその気持ちが強すぎて疲れてしまう"という．その後，一時復学するも，調子がいいと思う日は大学へ行くが，2日間講義に出ると，3日目には疲れて一日寝てしまうという状態であった．結局，初診から，1年4ヵ月後，継続して大学を休学することにした．休学に入り，生活は不規則となったし，2年間の遅れという焦りの心が常に意識を占めるようになった．また，"自分の性格は変えられない，自分の顔が嫌いだ"としばしば口にするようになった．また，"楽しいこと，やりたいことを探すエネルギーもない"と強い自発性減退を訴えた．さらに，"すべてが苦しいので死にたい，周囲は自分の気持ちを分かってくれない"と強い抑うつ気分を述べた．その後，数回の大量服薬があった．初診1年8ヵ月後，容姿に対する劣等感は薄らいできた．過眠症状はまだ認められたが軽快に向かっていた．2週間に1回くらい1日中寝てしまう日があるというが，日常行動が普通に出来る日が多くなった．初診2年後，復学するも体調不良で休む日が多くなっていった．さらに，姉のように面倒を見てくれた年長の同級生と感情的にもつれ絶交した．これを機に，"以前は人間関係で傷つきやすかったが，今はわかってきた．今は気をつかうのを最低限にしよう，気をつかわなくていい相手と行動しようと思うようになった．人生観が変わってきた"と述べた．人間関係も少なくしており，不安・抑うつ発作は少なくなった．しかし，まだ，母親の言葉に激しく反応し攻撃的となることはあった．さらにまた，ある有名人の記事を雑誌で見て，

A．事例　21歳　女子学生

その人がすごく羨ましいと思い，落ち込んだ。両親の夫婦喧嘩に立ち会うと，父親に対する恐怖感や母親に対する同情心だけでは説明できない複雑な気持ちに駆られ，大声で叫びたくなった。自分は本当に，卒業できるのか，卒業してどうするのか，人生に対する希望も抱負もまったく湧かなかった。治療を開始し，丸3年が過ぎ春になり，復学した。しかし，大学に行くと気負いと緊張感のために頭が真っ白になり，何が何だか分からなくなった。そして，気分が沈んでしまうと5日間ほど寝続けることがあった。夏から再び休学をして，不規則な生活が続いていた。

　主治医は，薬物療法や日常的な精神療法の限界を感じ，X＋3年10月，患者に坐禅を勧めたところ，病気が治るならやりたいと積極的な態度を示したので，主治医が指導して，家で坐禅をはじめた。また，それから間もなく坐禅会に出席し禅僧の指導も直接受けた。坐禅を始めて2ヵ月目のある日，次のようなメールを著者に送ってきた。

　ここ一週間，一日三時間瞑想して，昨夜やっと第三の目が開眼しました。実を言うと，一週間前，"騙されたと思って一日中座禅をしよう。それで三月になっても完治しなければ命を絶とう"と決心していたのです。先週は過食，過眠，全身の重さで寝たきりになり「皆には悪いけれど，私はもうこれ以上耐える力は残っていない。」と実感し，最後の力を坐禅に使って，使い切ったところでどこか遠い島でひっそりと一人死ぬつもりでした。昨夜，戻るための準備をして荷物を下に置いたとき，次の瞬間，気付いたら私は自信を持っていました。その自信は今私の身体の中心に入ってきています。母と一緒に居ても一切イライラしません。むしろ母の素晴らしい面がどんどん私に飛び込んできて幸せです。夜も30分以内に眠ることができるようになりました。以前先生の「頭のいい貴女なら絶対できますよ」という言葉を信じて藁をもすがる気持ちで坐禅しました。今はすべてが新鮮です。植木も花もみんな生きていて，その中で生きていられる素晴らしさを実感しています。数年前に死ぬ覚悟をして薬を飲んだとき，友達が心配して来てくれて，すぐ

Ⅷ. 坐禅により軽快した非定型うつ病の 1 例

救急車で運ばれたのを思い出すと，足がガクガクして生きている喜びで号泣しました。坐禅を通して，命の尊さを実感し，早く社会人になり世の中に尽くしたいと思います。来年からの勉強が楽しみでたまりません。病気をしていなかったら，こんなに命が尊いものだと実感できなかったと思います。これが悟りかは，私には分かりません。ただ，悟りかどうかはどうでもいいことです。私が楽になったのは真実ですから。命があるだけで今は十分です。それ以上は求めません。

彼女は3時間の坐禅以外にも立っているときも歩くときもほぼ一日中坐禅の気持ちで過ごしたという。これ以後，不安感や抑うつ気分は一切認めていない。また，恐れていた高校の同級会には楽しく出席でき，その後も陰性感情に襲われることはまったくない。しかし，過眠や鉛様麻痺は軽いがなお残っており，生活リズムは完全に正常に復しているとは言えない。この状態は，復学して生活リズムが健常人のそれに馴化していけば問題はなくなると推定される。

B 考　察

まず，この事例の臨床症状と疾患的な位置づけについて考えてみよう。この患者の不安体質を形成してきた重要な環境は両親である。物心つく前から夫婦喧嘩が絶えなく，時に，母が父から暴力を受けるのを眼のあたりにして暮らしてきた幼児体験は，不安体質を作り上げるのに十分である。そして，過敏で感情的，依存的な母親の遺伝的・環境的な影響も考えられる。病前は対人緊張が強く，社交性が乏しく，ひたすら勉強に打ち込んでいた。患者をこのような強迫性に追い込んだのは完全主義と劣等感であろう。この劣等感の基底には，勉強においても容姿においても一番でないと許せないという強いプライドと自己不確実による自信欠乏が存在する。この病気はこのような背景を持って青年期に発病した精神・身体の不調である。

B. 考察

　疾病論的位置付けは論議が多いところであろう。小学生の頃から過剰不安障害があったものと推定される。さらにまた，小学生時代も中学生時代も親しい友達はほとんどいなかった事から社会不安障害または回避性人格障害の傾向はあったと考えられる。大学に入学以後の病像は，典型的なパニック性不安うつ病[1~5]であると考えられ，非定型うつ病の診断基準を完全に充たしていた。この事例ではパニック不全発作は数回あったが，パニック発作は頻回にはなく，明らかな予期不安や広場恐怖は認められなかった。パニック障害の発症は何らかの要因で阻止されていたものと考えられる。筆者は以前，母親がパニック障害とパニック性不安うつ病，長女がパニック障害のみ次女が非定型うつ病のみという家族例を報告し，パニック障害，パニック性不安うつ病，非定型うつ病の密接な関係を報告した[6]。

　本事例は典型的な非定型うつ病である。ただ，パニック障害に伴う非定型うつ病（パニック性不安うつ病）と比べて性格変化は比較的少ない。そして，救急車に一度世話にはなっているが，アクティング・アウトはパニック性不安うつ病に比べればその程度は軽い。しかし，この病態は生易しいものではなく，患者の気まぐれや疾病利得として生じるものではない。同じような病気を持つ若い女性患者は，"今の自分の状態が病気であるということ，死にたいぐらい苦しいんだということ，好きでこうなったんじゃないということ，"が家族から理解されずにとても辛いと訴える。医療提供者も家族もまずこのことを理解して患者に対応する必要がある。このような患者の自殺企図は病気の苦しみからの逃避だけではなく，周囲から理解されないことに対するリアクションとしての行動であることが多い。この事例では，初診後4年経て，坐禅により精神的な苦しみからは解放された。しかし，非定型うつ病の関連症状が完全に消失したとは言いがたい。とくに，過眠と鉛様麻痺は依然として認められる。この病気の核心部分であり，この病気の病態形成因子であった精神的苦悩は坐禅により一挙に取り除かれたが，すでに出来上がってしまっている病態生理機構はなお残存し，関連症状が出現していると考えることが可能である。

Ⅷ. 坐禅により軽快した非定型うつ病の 1 例

　坐禅をはじめとする瞑想がストレス性障害に効果があることが，最近話題を呼んでいる[7]。米国では，20年以上前から正式な医学の一分野としてこの問題が研究・実践されている。このことに関しては本書のイームズ氏の章を参照すれば明らかである。さて，不安・抑うつ障害に対して瞑想の効果を文献的に見てみると，RCT（無作為統計試験）研究は今のところ見当たらないが，精神医学的に十分に確立された評価尺度を用いて効果を判定した研究がひとつだけ見つかった。Kabat-Zinn ら（1992）[8] は，8週間のマインドフルネスによるストレス緩和・リラックス集団療法を受ける人の中から，DSM-ⅢRによる診断で，10人の広場恐怖を伴うパニック障害，4人の広場恐怖を伴わないパニック障害，8人の全般性不安障害を持つ患者を選んだ。これらの22名の患者では，17人が他の精神障害の診断が併記され，14名の患者は別の不安障害を併発しており，6名の患者は大うつ病を同時に持っており，12名は向精神薬をそのまま服用していた。治療前から治療中，治療終了3ヵ月間の間，不安と抑うつに関する種々の評価尺度で症状が測定された（図1）。その結果，不安も抑うつも治療前に比べ治療後は有意に症状が改善し，その効果は3ヵ月後も続いていた。この研究の著者らは考察で次のように述べている。

　この研究における治療成績は認知行動療法（CBT）における治療成績に匹敵する。マインドフルネスによるストレス緩和・リラックス集団療法とCBTの類似点は，そのときどきの感覚を感じ取り，それを破滅的なものと認知しないように教示されることである。そのほかの共通点としてはホームワークがあることである。両者の相違点は，①考えに良し悪し，正しい間違いとラベルしないこと。マインドフルネスによるストレス緩和・リラックス集団療法では，不安を引き起こす考えだけでなくすべての考えをただ浮かんだものとしてありのままに捉える。②不安の有無にかかわらず毎日瞑想するように指導する。そして，病気や症状への対応を考えさせるのではなく，生活全般における悩みに対する態度を養う。③グループの中には狭い意味の精神医学的障害を持つものだけではなく種々の悩みを持つクライエントが含ま

B. 考　察

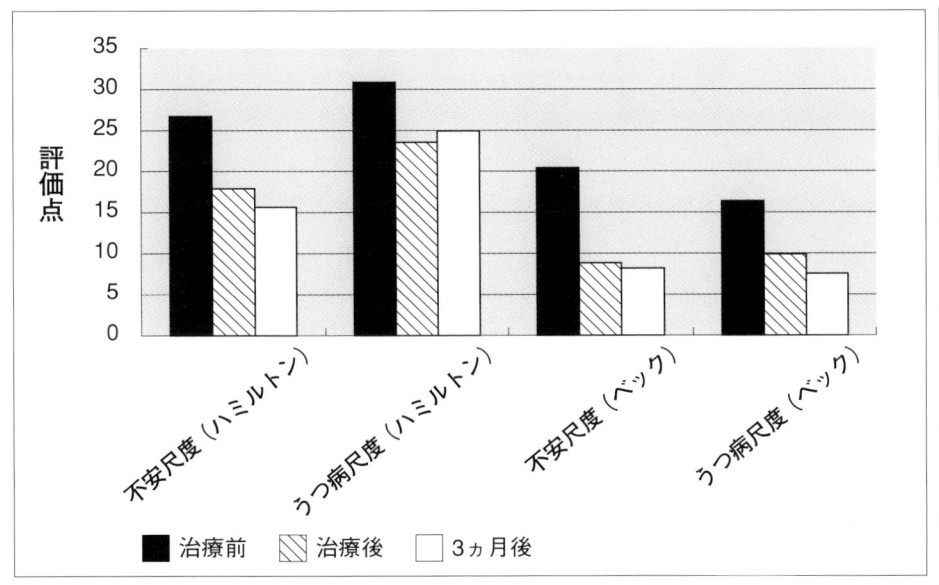

図1　瞑想による不安・抑うつの改善
Kabat-Zinn J, et al, 1992

　れている。④このプログラムではCBTで行うような段階的脱感作はしない。しかし，不安が生じたときはそれまでと違った対応の仕方をとるように指示する。⑤参加者は呼吸や体感覚に注意を集中するように指示される。この注意集中により，特別な反応を起こすことなく恐怖感を観察する能力を養う。

　不安を"現実"として受け止めさせるのではなく，あくまでも"不安な考え"として意識させることが患者の不安を弱め不安を引き起こす状況にチャレンジする気持ちを育むと彼らは述べている。このような療法の8週目には，患者らはまったく身動きしないで45分間座り続けることが出来るようになる。これはパニック障害や不安障害の患者にとっては驚くべき出来事なのである。この研究の限界は，サンプル数が少ない，薬物服用中の患者も含まれ，無作為対照試験ではないことである。

　Kabat-Zinnらはマインドフルネスによるストレス緩和・リラックス集団療法の奏功機序をCBTと比較して説明した。このほかにも瞑想の作用機序

VIII. 坐禅により軽快した非定型うつ病の 1 例

は行動療法的に説明されている[9]。マインドフルネス瞑想は深いリラクゼーションを獲得するための実践的な方法である。行動論的視点からは，瞑想は「全体的脱感作」の一形態として捉えることができる。瞑想の実践はWolpeの系統的脱感作と同様に，ある種の拮抗条件付けの役割を果たしている（Goleman 1971, Goleman & Schwartz 1984）。瞑想の間，不安は消える。それはリラクセーションの状態が，かって恐怖刺激からの回避や逃避をもたらしていた負の強化因子に取って代わる（緊張の低減が生じる）ためであると説明されている。

　安藤　治は「心理療法としての仏教」の中で瞑想の精神分析学的解釈としてセモア・ブーアスタインの考えを紹介している。「瞑想にはストレス障害の原因を形成するさまざまな心理的防衛を解除させる作用や，病状の形成要因となった重要な記憶を浮かび上がらせる作用も見られる。瞑想がもたらすプロセスにはその人が治療上必要とするものを引き出すような傾向が認められる。」また，安藤はユングについては次のような意味のことを述べている。「ユングは瞑想そのものに対しては懐疑的で，瞑想を内面世界に引きこもらせるものとみなし，時に耽溺にさえ導くような危険性を持った"無意識への明け渡し"であるとみなした。西洋人が瞑想することに対しては強い警告を発していた。しかし，彼が提唱した『能動的創造』はヴィパッサナー瞑想そのものといっても間違いがないほど類似した治療的技法である。これは内面に出現するイメージを無意識からのものと捉え，その無意識の力に積極的に直面し，意識と無意識との統合を成し遂げることを明確な目的とした。」

　この事例は，ここに説明してきたような機序とは異なった機序により坐禅により精神的苦悩から救われたと考えられる。これは，一種の変革体験，至高体験，または，悟りといってもよい心的状態である。この事例が経験した心的状態と類似した状況は精神科医　神谷美恵子も体験しているのでその部をここに引用する。

B. 考察

　何日も何日も悲しみと絶望にうちひしがれ，前途はどこまで行っても真暗な袋小路としかみえず，発狂か自殺か，この二つしか私の行きつく道はないと思いつづけていたときでした。突然，ひとりうなだれている私の視野を，ななめ右上からさっといなずまのようなまぶしい光が横切りました。と同時に私の心は，根底から烈しいよろこびにつきあげられ，自分でもふしぎな凱歌のことばを口走っているのでした。「いったい何が，だれが，私にこんなことを言わせるのだろう」という疑問が，すぐそのあとから頭に浮かびました。それほどこの出来事は自分にも唐突で，わけのわからないことでした。ただ確かなのは，その時はじめて私は長かった悩みの泥沼の中から，しゃんと頭をあげる力と希望を得たのでした。それが次第に新しい生へと立ち直って行く出発点となったのでした[10]。

　ヴィパッサナー瞑想の指導者は，悟りの心的状態の特徴として以下を挙げている[11]。①予期されず，突然出現する。②知覚が生き生きとして鮮明になる。③没入感や合一感（知覚境界の融解，対象恒常性の減少，身体感覚や3次元感覚の消失）がある。④この心的状況を随意的にコントロールできない。これとは別に，中山正和[12]は悟りと発見の共通した特徴として，1)理性的努力なしには行われないが，それが起こるのは努力の直後ではなくて，だいぶ時間が経ってから後である，2)その瞬間にパッと一時にわかってしまう，3)結果はほとんど理性の予測の範囲にはない，4)するどい歓びを伴う，5)その結果には間違いがないという確信がある，と述べている。本事例をこれらの点から検討すると，①②④と1, 2, 3, 4, 5)は充たしていると考えられる。それ故，本事例は悟りの心的状態をすべて充たしているわけではないが，悟りに非常に近い状態を経験した。安藤は，「瞑想の価値とは"あらゆる精神内容の流れ自体に気づきをもって接することによって，その人の個人的問題や苦悩へのとらわれを少なくすること"である」と述べている。この事例はまさに坐禅によって精神的苦悩から短時間の間に解脱したものと考えられる。このような事態は通常のどのような事例にも見られることはないと思わ

れる。この患者は知能が高く，常人にはない高い集中力を持ち，かつ，長期にわたり深い精神的苦悩に陥っていたからこそ，このような特殊な心的状態に短時間に達することができたものと考えられる。しかし，この事例においても，治療初期であれば坐禅といった一見宗教色のあるように思われる堅苦しい行いに若い女性として従うことはなかったであろう。不安うつ病という辛い病気に苛まれ抜いた後に"死を覚悟して，藁をもつかむ気持ちで"坐禅をする気持ちになったのである。"自我という発達レベルが神経症レベルよりも先に進んだ（成長した）とされるレベルにある場合には，瞑想が有効に利用される可能性は十分にあるだろう"と安藤も述べているように，本事例でも坐禅する気持ちに達するまでの精神的成長も大きなポイントであったと考えられる。ただ，筆者は，境界性人格障害に応用されているマインドフルネスのように，自我の発達段階が初期の人にも技法を変えれば瞑想は十分に治療的な価値があるものと考える。

文　献

1）貝谷久宣，宮前義和：パニック障害における抑うつ状態．―パニック性不安うつ病（1）頻度と症状，パニック障害研究最前線（貝谷久宣／不安・抑うつ臨床研究会　編），pp55-78，日本評論社，東京，2000．
2）貝谷久宣，宮前義和：パニック障害における抑うつ状態．―パニック性不安うつ病（2）臨床的特徴，パニック障害事例集（貝谷久宣／不安・抑うつ臨床研究会　編），pp149-168，日本評論社，東京，2001．
3）貝谷久宣：パニック障害における性格変化．パニック障害の精神病理学（貝谷久宣／不安・抑うつ臨床研究会　編），pp41-74，日本評論社，東京，2002．
4）貝谷久宣，林恵美：パニック障害と非定型うつ病の関係．パニック性不安うつ病（3）うつ病の亜型分類（樋口輝彦，久保木富房，貝谷久宣／不安・抑うつ臨床研究会　編），p41-64，日本評論社，東京，2003．
5）貝谷久宣：会長講演　パニック性不安うつ病．認知療法　2006．星和書店，東京，2006．

6) 貝谷久宣：パニック性不安うつ病．心身医学 44（5）：361-367, 2004.
7) 安藤　治：心理療法としての仏教．法蔵館, 京都, 2006.
8) Kabat-Zinn J, Massion AO, Kristeller J, et al.：Effectiveness of a meditation-based stress reduction program in the treatment of anxiety disorders. Am J Psychiatry.；149（7）：936-43, 1992.
9) Marlatt GA, et al.：アルコール/薬物使用障害の治療法としてのヴィパッサナー瞑想マインドフル瞑想．p369-370, マインドフルネス＆アクセプタンス ―認知行動療法の新次元― S.C.ヘイズら編著．春木豊監修．武藤崇ら監訳．ブレーン出版, 東京, 2005.
10) 神谷美恵子：心の世界の変革．神谷美恵子著作集1　生きがいについて．256-257, みすず書房, 東京, 2004.
11) 地橋秀雄：悟り（サマディー）の特徴．ブッダの瞑想法　ヴィパッサナー瞑想の理論と実践．春秋社, 2006.
12) 中山正和：天才脳の構造から見た釈迦の悟り．4　発見と悟り, 14～15頁, 産業能率大学出版部, 東京, 1983.

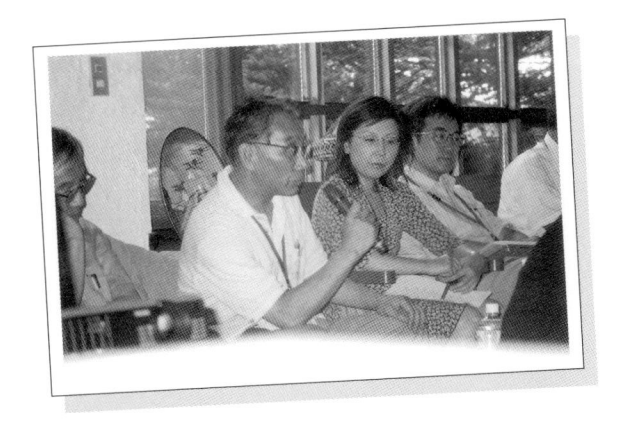

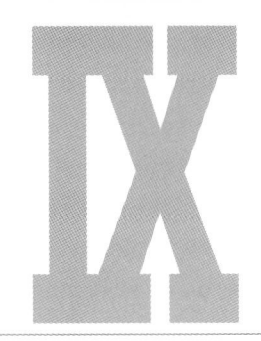

IX 寂静と念の方向性

中野東禅（曹洞宗総研教化研修部門講師・武蔵野大学講師）

A 問題の所在

　坐禅が治療的瞑想法として研究されはじめて半世紀近くが経つであろうか。また，治療の実践として応用され始めたのは，それをさらに四半世紀はさかのぼるのではないかと思う。
　そうした中で，治療的瞑想と坐禅はどこが共通で，どこが違うのかを検証することが「脳科学と精神療法」の核心にかかわると思われる。
　仏陀の教えはいろいろある中で，なぜ坐禅なのか。他の治療法と異なる根源的なこととは何か。そこにある人間の根源を回復させられる本質的な「何か」を明確化しなければ坐禅の治療論は論証されないことになる。

B 坐禅は「仏陀の涅槃」に直結

1. 迷いの輪廻から解脱する「自己をならふ」

　人はなぜ仏教（宗教）を求めるのであろうか。それは，多くの問題の根源にある「自己という存在」に疑問を持ち，答えを求めるからである。現代的なあらゆる問題の根源を「自己」へ立ち返らせ，存在への疑問を自覚させ，問題を内面から解消させるのが，苦しむ人々への仏教からの呼び掛けであっ

IX. 寂静と念の方向性

た。

　それは仏陀の出家と悟りにおいても基本の立場であった。つまり，苦悩と迷いの繰り返し（輪廻）から解放（解脱）することが目的であった。

　人間の存在・自己存在に疑問を持つ事で，発心（ニーズ・心の方向）が成立するはずであるから，そうした自己への視点を呼び掛ける事が，仏教からの働きかけとして必要になる。

　その働きかけは，苦悩と迷いの繰り返し（輪廻）が苦しいと自覚した時，その呼び掛けに応える力が働き始めるということになろう。

　その疑問を持つ自己の本質に気が付き，迷いの自我に気が付くことが，治療へ一歩踏み出す力になると言えるであろう。そうした潜在的な自覚から働く作業自体を「自己をならう」ことであると指摘したのが道元（1200-1253）である。道元は次のようにいう。

　　　仏教をならうというは，自己をならうなり。自己をならうというは，自
　　　己をわするるなり。自己をわするるというは，万法（まんぽう）に証（しょう）せらるるなり。
　　　万法に証せらるるというは，自己の身心（しんじん）および他己（たこ）の身心をして脱落（だつらく）せ
　　　しむるなり。
　　　　　　　　　　　　　　　　　　　　　　　　　（正法眼蔵現成公案）

　自己の本質を解放するということは，自我へのこだわりを「忘れる」ことが肝要であり，その状態は，物事のすべて（万法）において，事実のあるべきようにあらしめられている（証）のであり，事実のあるべきようにあらしめられている（証）ということは，自分と対象という関係性へのこだわりから解放（脱落）されることである，という。

　「自我」の観念へのこだわりに気付いたとしても，同じレベルの観念概念で自我を否定しようとすれば，内心での葛藤をきたし，ますます症状を増大させることになる。したがって観念でのこだわりを解消するより深い心の回復が「脱落」と指摘されているのである。

　ここに身心の病いの治療法として瞑想坐禅の基本姿勢が明らかになるので

ある。

2. 苦悩は「自我・煩悩・こだわり・染汚」を本質としている

　それゆえ，現実のあらゆる問題と自我・煩悩・こだわり・染汚の自分とをしっかり対比して見据える「視座」を確立すべきであろう。

　苦悩の出発点である「汚れた自我・煩悩・こだわり・染汚心」に気が付くことは，自我の執われを自覚することから始まる。

　自我に染汚した心が働く以前の静寂な心を仏教では「不染汚」，「非思量」という。「思量」とは自我の意思活動で思考し，観念や概念に染汚した活動である。

　それに対して，悟りとか清らかな心とかいわれるものは「染汚した意識活動が働く以前の静寂な心である」と規定する。それを「不染汚心」，「非思量」という。「不」とは「以前」という意味である。

　すると染汚心と不染汚心とは「時間差」で捉えていることになる。

　しかも，染汚心が外界や自我の心の習慣から生起するのに対して，不染汚心はそれ以前であるから「すべての人間が本質として持っている本性である」と証明することが可能になる。本来備えているものであるから，新たに獲得するものではない。新たに獲得するものなら努力が必要であるし，努力に応じた成果が期待されるが，努力できない人間や，才能のない人は救済されないことになる。

　すべての人に無条件に与えられている命と心の根源の在り方であったら一切の人の救済は証明可能である。しかも未経験なことを新たに勝ち取るなら救いに漏れる人があるかもしれないが，本来持っている命の状態にたち戻らせるのであったら，治療法としても普遍性のあるもと言い得ることになる。

　そのような「不染汚心」，「非思量」の無条件性を「仏性」という言葉で語り掛け，そこから染汚した自身の心を照射するのである。その照射によって「自我・染汚」を『無化するさとり・智慧の力』として自己改革を内面から成立させようとするのが坐禅による治療ということになるであろう。

IX. 寂静と念の方向性

3. 不染汚心を回復する理論

六祖慧能（638-713）は、「外、一切の相を離るるを無相と言う。諸境に心の染まざるを名づけて無念という。前境を思わず相続せざるを即ち無住という」と示している。

この言葉は、外界・対象（相）へのこだわりから離れよ（無相）。対境にこだわる心の染汚に振り回されるな（無念）。染まって働きだした意識を継続するな（無住）、という。

ところで、ここで指摘するところの「するな」という命令は、自己の意思で自我の意識に打ち勝とうとすることで、そこには意識で意識を操作するという無理があり、努力主義になり、それでは精神の病気の患者はますますこだわり混乱することになる。

ところが「無」というのは「こだわらない自由」という意味であるから、無相・無念・無住というのは、「対境・染汚した意識・その発展」という染汚に対して「寂静の世界」に目が向いていたら、自ずと「不染汚なる寂静の世界」へ心がつながり、染汚から解放されることになる。

坐禅中に、雑音が聞こえるとそれが気になってしまう。しかし、心底落ち着いて、そこに安住している時は、雑音があまり気にならないし、聞こえていても追いかけないでいられるようになる。それは落ち着き寂静に心が向いていたら、追いかけないでいられるということになる。

この寂静であり不染汚である命と心の原初的な性質に出会い、自覚し、それへあこがれることが、こだわりの自我から静寂な自己へ解放される道筋だと、禅仏教で証明してきたとはいえ、その出会いはどのようにして起こり、どうしたら体験し、信じられるかということは実践論として大きな問題である。

南岳懐譲（677-744）と馬祖（707-786）に「麿甎」という禅問答が記録されている。

馬祖が一生懸命坐禅をしていた。すると懐譲が何のために坐禅をするかと質問をする。馬祖は「仏になるためだ」という。すると懐譲は瓦を拾って石

で研いだ。馬祖が何をするのですか，と聞くと「磨いて鏡にしようと思う」とこたえる。

馬祖が「瓦は磨いても鏡にはなりません」というと，「坐禅をしたら仏になるのかね」と反問した。自分を「凡夫」と規定して，凡夫を超えた「仏」という特別なものになろうとするのは自己矛盾である。そういう坐禅なら人間は永久に仏に出会うことはできないというわけである。

問題は自己の根源にある寂静・不染汚に出会い，それが信じられ，それになることであるといっているのである。

仏教には「初発心時，便成正覚」という言葉がある。原点は仏陀の言葉に似たものがあるから当初からの人間観であろうと思われる。

人間の染汚心に挫折し疑問を持った時，そうでない世界に向かっていこうとする，ないしは，そうでない世界がいいものだなあとあこがれた時，もうこだわりから解放された悟りの世界は，その人の中に実現しているという指摘である。

それは「寂静なる世界への信の成立」ということであろう。

ここに，自己の根源としての寂静と出会い，信じられ，それに向かってあこがれることが苦悩の染汚心を解消させる論理であり，それが坐禅という瞑想の基本構造であることが分かるのである。

寂静に帰る調身・調息・調心の徳　C

1. 寂静・不染汚を回復する坐禅の要点

道元は，中国から帰国すると最初に「坐禅が悟りを実現し証明するものである」ということを主張して「普勧坐禅儀」を書いた。

その要点を整理すると次のようになる。

（1）たずぬるにそれ，道本円通，いかでか修証を仮らん。

　　　　　中略

IX. 寂静と念の方向性

(2) 善悪を思わず、是非を管ずるなし。
(3) 心意識の運転をやめ、念想観の測量をやめ、
(4) 作仏をはかることなく、
(5) 姿勢の調え方、呼吸の調え方、心の調え方（調身・調息・調心）を説明し、
(6) 箇の不思量底を思量し、不思量底いかんが思量せん。
(7) 非思量。

（1）の「道本円通、いかでか修証を仮らん」というのは、すでにのべたところの、寂静の仏性は本来的にすべての人の根源の性質であるから、ないものを獲得するような努力（修証）を借りる必要はない、という意味で、禅の人間観・存在論の基本をのべている。

（2）は、坐禅によってどんな得があるかなどと欲望で悟りを求めたら寂静という悟りは見えなくなってしまうと指摘する。

（3）次に、心（心活動の主体）・意（外界を取り入れ内界を意識化する機能）・識（認識し、欲求する能力）の働き（運転）をやめ、念（心の方向）・想（記憶や思考を形成する働き）・観（対象や思考内容を思い詰める働き）の活動（測量）をやめ、

（4）悟りを獲得しようなどという目的意識を放棄し、

（5）からだの形を正しく整えることで全身と脳の力みを解放し、かつ、この調身で腹圧（丹田）が充実し、それに基づいて正しい腹式（丹田）呼吸が出来て全身心の力みが解放され、意識が丹田呼吸に集中することで、脳ののぼせが解放されると指摘するのである。

ここまでで「調身・調息・調心」による、力みやこだわりを解放する基本が明らかになる。このように身体と心のこだわりから自由になる体験を道元は「身心脱落」と表現している。

次に（6）の「箇の不思量底を思量し、不思量底いかんが思量せん」で、意思の在り方について明確にする。

「思量」というのは「考える」働きのことである。「不思量底」は「考え

でないところ」という意味である。すると「考えでないところに向かって考えを働かせよ（不思量底いかんが思量せん）」というのである。

考えるという働きが多くは染汚の観念概念の作用になる。それに対して「調身・調息・調心」で実現した寂静な世界の喜びに向けて心を働かせよというのである。

先にも指摘したが「考えるな」という意識活動は，自己矛盾である。しかし，染汚した意識活動でない寂静な世界を味わい喜びを確かめる意識の方向（念）と活動は考える働きでありつつ，染汚した考えを超えているから，寂静な自己の回復になっていることが分かるのである。

そして（7）「非思量」とは，意識活動であって染汚した意識活動ではないから「非」なる「思量」である，というのである。

簡単にいえば，不染汚なる寂静を味わい喜ぶ心の在り方ということになろうと思う。

そういう喜びの世界を「自受用三昧（じじゅうざんまい）」といっている。自ら受け取り自ら証明する「三昧」という意味である。

三昧は原語の「サマーディ」を音写しているがその時に「昧」の字を当てている。昧は「暗い」という意味で，意識や概念で把握できないという意味である。

根源的に深い寂静な世界に沈潜し，それが微かに意識化して現れてくる時が「落ち着きの喜び」とか「寂静への信」ということになるだろうと思う。

以上が道元の坐禅の仕方である。

2. 仏陀の「九次第定（くしだいじょう）」にみる寂静の実現

以上にのべた道元の坐禅方法は唐突に成立するのではなく，仏陀以来のヨーガ派といわれる僧侶たちや，達磨以来の禅僧たちが試行錯誤しながら形成してきた成果の上に完成させたものである。

その原点になる仏陀の坐禅は「九次第定」といわれるものである。それはかなり煩鎖にかつ厳密に意識の静寂への道筋を解明している。

IX. 寂静と念の方向性

まず以下のように①初禅，②二禅，③三禅，④四禅，⑤空無辺所定，⑥識無辺所定，⑦無所有所定，⑧非想非々想所定，⑨滅尽定の九項目から成り立っている。

ところが初禅から，四禅までは意識の働きを細かく秩序立てて，それが解消されていく段階として機能的に示されている。細かい説明は省略して表にしてみると**表1**のようになる。

その上で，⑤から⑨までを説明すると次のようになる。

⑤空無辺所定　　　意識がこだわりを超えて広々とする
⑥識無辺所定　　　心がせいせいとしてこだわりがない
⑦無所有所定　　　対象へのこだわりを超えている
⑧非想非々想所定　「思う」心の働きから解放されている
⑨滅尽定　　　　　心の働きが静まった完全な寂静（涅槃）

仏陀は普段でもこの順序で寂静の世界に入ってゆき，この順序を逆にたどって意識活動に戻っていたという。亡くなる時もこの順序を行き来して意識が薄くなったり戻ったりしたというから回りの人にも確認できる意識のありようだったとみられるのである。

この仏陀の九次第定が原点となって，道元の坐禅による意識の解放という実践理論にまでつながっていくことになるのである。

表1

	a 欲	b 不善	c 尋	d 伺	e 喜	f 安楽	g 心統一	h 心清浄	i 正念	j 正智	k 身安楽	l 念清浄
①初禅	/	/	○	○	○	○	○					
②二禅	/	/	/	/	○	○	○	○				
③三禅	/	/	/	/	/	/	○	○	○	○	○	
④四禅	/	/	/	/	/	/	/	/	/	/	/	○

3. 自我を超えた世界に「出会う」自己

　さて，染汚した心が自分を苦しめていることに気が付いたから，そうでない方向にゆこうとして坐禅をするが，なかなか真の寂静にはなれない。それは染汚心で不染汚の世界にいこうとしているからである。しかし，多くの人間の意識は染汚心でしか把握できない。ところがその染汚心が壊れる場合がある。「超常体験」とか「邂逅」といわれる体験である。

　筆者は，大学の授業でデス・エデュケーションの試みとして「死について書け」という作文を課して700人分集まったので，それを分析して，直接体験と間接体験に分けてみた時，間接体験の学生は死を観念で説明するが，直接体験で人格的変化に至っている（と推定される）学生は，死の事実を事実のままに受け取り，概念が出てこない場合が多いことを発見した。この時，道元の「無常を観ずるとき吾我の心生ぜず」という言葉の意味に納得したのであった。

　つまり，直接体験をしている学生は，如実知見していて，染汚した観念は壊れているということだろうと思った。

　ここに，人間の意識で寂静という世界に出会うということの可能性があると思うのである。

　道元は「正法眼蔵・唯仏与仏」で「はるかにこえてきたれるがゆえにさとりとは，ひとすじにさとりのちからにのみたすけられる」という，寂静の世界は，染汚した観念の働きをはるかに超えて忽然と現れてそれに包まれることが可能なのである。だからそれは染汚心の力ではなく，不染汚なる寂静の力（さとり）につき動かされて近づいてくるというのである。

　スピリチュアリティについての議論が盛んであるが，その最初の提唱者のスエーデン・ボルグの考えを最初に日本に紹介した鈴木大拙は，それを「霊性」と訳し，それは仏教でいう「無分別智」だといっている。

　「無分別智」とは，主観・客観の対立（分別）を超えて一切をあるがままに知見する智慧である。それは染汚心（分別）以前の不染汚心・寂静の智ということができる。

その寂静・落ち着きによって他者の痛みに共感する精神性が霊性・スピリチュアリティということになろう。

4.「自動思考」を成立させる心の仕組み

認知療法を開発したアーロン・T・ベックは，情動・行動などの反応を「自動思考」と名付けているが，仏教では，それに対応する心学(こころがく)はどう説明しているであろうか。

心についての研究は仏教の基本の立場であり，仏陀の人間論の基本である。

仏陀の心学の基本は「般若心経」に出てくる，五蘊，十二処十八界であり，十二因縁である。

「五蘊」を簡単に説明すると，人間の認識能力を構成するのは「肉体（色），感受器官（受），記憶の能力（想），価値判断能力とそのための欲求（行），自意識（識）の五つの条件の縁起による。その一つ一つの能力が過去の経験やその時の諸条件で刻々に変化しつつからみあって自我を形成しているというのである。

「十二処・十八界」とは「六根・六境・六識」のことである。

「眼・耳・鼻・舌・身」の五官と「意」の「六根」が身体的な窓である。「根」は能力ということである。

それに対して「色（物質・光）・声・香・味・触」と「法（物事の全体像）」の六境があり，六根と六境が関係して「眼識界・耳識界・鼻識界・舌識界・身識界・意識界」の「六識」が成立するというのである。この六根・六境を十二処といい，それに六識を加えて十八界という。これらも外界と自我の内界との絡み合いで「自我が成立する」ことを観察する教えである。

「十二因縁（十二縁起）」は「無明・行・識・名色・六入・触・受・愛・取・有・生・老死」の十二の条件のことである。

表2

> A・・・深層意識を構成する条件・・・Bを成立させる原因。
>   ①無明（根源的な自己保全本能）
>   ②行（無明に基づく心の習慣）
>
> B・・・感受機能を構成する条件・・・Aの結果。
>   ③識（内界と外界が関係して意識化する機能）
>   ④名色（自分も人も含めた対象。物質・肉体であり概念化［名］されている）
>   ⑤六入（六根。六つの窓から入る）
>   ⑥触（接触という条件）
>   ⑦受（感受能力と感受するという条件）
>
> C・・・こだわりを構成する条件・・・Dを成立させる原因。
>   ⑧愛（都合のよいこと・不都合なことという心の対応）
>   ⑨取（それにこだわる）
>   ⑩有（以上の①〜⑨によって自己意識を成立させる）
>
> D・・・自己意識によって行動や生き方が構成される・・・Cの結果。
>   ⑪生（生きがい。最大の生きがいは自分の肉体）
>   ⑫老死（それ相応の苦労。命という生きがいには老・病・死という苦労が伴う）

　以上が十二因縁という人間論で，この中に「自動思考」の構造解明が含まれている。

　上に述べたこだわりの仕組み解明に対してそれらを総合する人間論として「業・因果論」がある。「業」とは「行為」という意味であるが，その行為には心が前提にあり，コンプレックスや心の習慣や，行為の原因とその影響力などが含まれているから「業」という言葉ははそれらを含む総合的な概念である。

　また，業は心と行為であるが，それは過去と現在と未来というように時間関係で影響力が「縁起」するものであるから「因果」ともいう。それで「業・因果」というようにセットで使われることが多い。

　まず人間が愚かさと苦しみを繰り返す（輪廻）のは「惑（無明）→業→苦」という構造である，と仏陀はいう。その上で「業」の因果を整理すると次のようになる。

IX. 寂静と念の方向性

```
惑   ①旧　業……命という条件（その個体の生物としての条件。ホルモンの変
↓           化も含む）
    ②宿　業……コンプレックス・家庭や文化や心の習慣。

    ③共　業……社会に原因があってその責任を共有する影響力。
      不共業……本人のみが責任を負うべき行為と影響力（自業自得）。

↓   ④三時業……行為の影響力は三つの時間差で現れる。
業           現在の行為→すぐに現れる。
             現在の行為→後に現れる。（過去の影響→現在に現れる）
             現在の行為→忘れた頃に現れる。（ずっと過去の影響→現在に現
                れる）

    ⑤異熟業……行為の結果は心を通すと変化する。（物理学的因果とは異なる）

↓   ⑥新　業……①～④を踏まえて新たな行動を行う。

苦 ← ⑥-1 再び迷いの「新業」を再生（輪廻）する。
     ⑥-2 迷いと輪廻への自覚によって愚かさを再生しない（別解脱・悟り）。
         （愚かさから解放されることを解脱というが、一つの苦悩に気付いて
         それ一つを繰り返さないという細やかな解放を別解脱という）
```

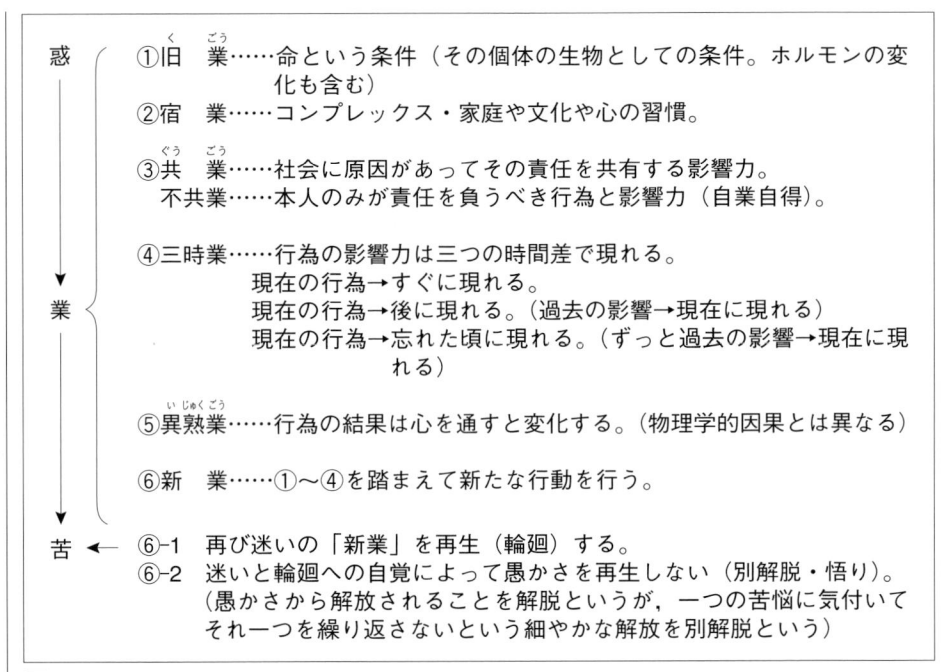

図1

　以上が、仏教の心の解明であり、この中に「自動思考」の構造が明示されていると言えよう。ただ以上の業の説明の中で「旧業……命という条件」は仏陀の教説にはまだなかったが、後に成立したものであるといわれる。

　上でみた、仏教の心学でも、業論でも「⑥-2 迷いと輪廻への自覚」というところが問題解決学としての目標になる。そこには問題を解決しようという「目的意識」を持つことが重要になり、それが仏陀の人間救済の方法であることがはっきりするのである。

5.「念」の方向が心治療の原動力

　「心に方向を持つ」ことを「念」というが、それを重視した仏教の心学に重きを置いたのが道元であった。仏教の心学で多くの人が知っているのは「唯識思想」である。しかし、道元は「唯識思想」は取らないで、別の心学

C．寂静に帰る調身・調息・調心の徳

を重視した。それは「正法眼蔵発菩提心」で説明される。それは印度仏教の「①汗栗多心（草木心）。②質多心（慮知心）。③矣栗多心（積聚精要心）」の「三心」である。

まずその三心を簡単に整理すると
- （1）草木心（汗栗多心）　　体と連動する心の機能。
- （2）慮知心（質多心）　　　価値や目的を考える心。
- （3）積聚精要心（矣栗多心）目的実現のために学習した知識を働かせる心。

というように，把握できる。

ところが，人間の身体と精神の状態・目的意識には，先に述べた「染汚心と不染汚心」がある。染汚心には「悪しき方向と善き方向」がある。それを図にすれば
- イ）染汚心・・・・①悪しき方向。②善き方向。
- ロ）不染汚心・・・解脱への方向・寂静の働き出し。

というようにわけてみることができる。以上を組み合わせてみると表3のようになろう。

仏陀は，最初の説法で「①迷いの現実は苦である。②わたしはそれを悟った。③あなたもそれを悟りなさい」と勧める。この③は相手に念の方向を持たせる呼び掛けである。

精神治療に関する仏教から寄与するところがあるとすれば，以上に述べた「寂静と念の方向性」という視点が少しは示唆になるであろうかという提言である。

表3

		イ．染汚心		ロ．不染汚心
		①悪しき方向	②善き方向	寂静の方向
（1）草木心	体と連動する心理状態	のぼせ	落ち着き	寂　静
（2）慮知心	価値や目的を考える心	自我を志向	善を志向	悟りへの志向
（3）積聚精要心	学習知識を働かせる心	欲実現の知識	善実践の知識	解脱への知識

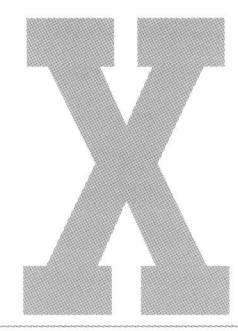

精神療法としての瞑想——その発展と近年の潮流

安藤　治（花園大学社会福祉学部臨床心理学科）

　わが国でもようやく，精神療法領域で瞑想に注目する動きが高まってきたようである。筆者は十数年前からいくつかの著書の中で，欧米における「瞑想研究」の動きやその精神療法的応用の状況などについて紹介してきた。しかしながら，ごく近年になるまで，わが国に大きな関心を集める状況はなかったと言わねばならない。

　日本の場合，医学的な治療に「瞑想」を取り入れることについては，「宗教」との接点という意味で数多くの困難もあり，慎重な対応が求められてきたことは精神科医としてよく承知しているつもりである。しかし，この分野の欧米における近年の研究や実際の医療応用状況の進展は，目覚しいスピードと深い理解で豊かな成果を積み上げてきており，わが国との差はいちじるしいものになってしまった。

　現在の欧米における瞑想が，本来は，坐禅などわが国の伝統にも由来することを考えると悲しい思いさえする。時には「逆輸入して何になる」などといった批判を耳にするようなこともあるが，すでにそのような態度で居続けることは許されない状況で世界的な発展がなされているのである。

　本稿では，現在のわが国での状況を踏まえ，（精神療法との関連に絞って）現在の瞑想研究の要点やトピックスなどを，今後の発展にもつなげられるよう述べてみたい。

X. 精神療法としての瞑想——その発展と近年の潮流

A 瞑想研究の発展

「瞑想がこれまでの精神医学的治療の充分な代用になるという証拠はまだないが，瞑想は精神の平穏をもたらし不安やストレスを軽減するだけでなく，心理治療プロセスを促進し，精神に働きかける治療薬の必要性を減らし，回復プロセスを助長するようである。………長い歴史をもって東西の諸文化に存在してきたさまざまな瞑想テクニックの治療的可能性を探り，精神科医や行動科学者たちがそれらを注意深く検討する時代がやってきたのである」。

この文章は，アメリカ精神医学協会（APA）が1977年の時点で出した公式声明文である。このような声明があったから，というわけではないが，欧米の精神医学において瞑想への関心は，わが国と比べるとかなりの市民権を得て進んできたことがうかがい知れるであろう。

瞑想に関する医学的研究は，その実践による脳波や血圧変化の測定などを代表に1950年代ごろより精力的になされてきた。なかでも脳波の研究はわが国の笠松・平井による研究[24,25]が世界的にも有名なものである。

これらの研究発展の歴史や概要については，すでに他所[3]でまとめているので，ここでは近年の注目すべき研究のみを挙げておきたい（ただし，紙幅も限られているため，大脳生理学的研究や純粋な心理学的機能測定の研究については触れず，治療との関連についてのみ述べる）。

瞑想の治療的効果については，最近ではストレス関連の疾患を対象にしたものが多くなされている。身体疾患に適用したものとしては，高血圧や高コレステロール血症を含めた循環器系の諸疾患[40]や喘息，吃音，タイプ2の糖尿病，原発性無月経，月経前症候群などへの効果の報告などが注目される[36]。また，癌患者の免疫機能の向上，線維筋痛症や癌に伴う苦痛の軽減，慢性疼痛症候群の痛みの低減，乾癬，前立腺癌やアテローム性動脈硬化症の治療効果を高めるとするものなどもみられる[10,22,47,49,50]。

精神障害への適用報告としては，まとめてみると，不眠，不安，摂食障害，パニック障害，恐怖症などへの適用はすでに多くの研究が認められ，その効

果の評価は確立されたものになりつつあると言ってよいであろう[29,35]。瞑想自体による効果だけではないが，近年では，うつ病の再発予防[41]や境界性人格障害への対応[33]に瞑想を取り入れた新しい治療法なども提唱され，大きな関心を集めている。

精神療法における瞑想の導入 B

　瞑想研究の歴史を眺めると，初期の精神医学からの見解は，きわめて懐疑的な意見も多く，とくに正統的な精神分析の立場からは「統合失調症の退行と明らかに類似する」[2]といった見解も出されていた。しかし，そうした学術的意見とは別に，欧米では瞑想が一般社会のなかで多くの人々に実践されるようになり，状況は徐々に変わっていった。

　先のような否定的見解があったにもかかわらず，実際の瞑想の臨床的有用性を示す報告は，精神分析を基盤とする臨床家や研究者たちからも，早くから提出されていた[27,28]。

　理論的見解のみならず，実際の臨床実践を具体的に示した著作としては，カリフォルニア大学サンフランシスコ校の精神医学臨床教授セイモア・ブーアスティンの著書[9]が先駆的なものである。近年では，ニューヨークの開業精神科医マーク・エプスタインの精力的な著作活動が注目を集めており，評価も高い[13~15]。また，精神科医でありながら禅僧でもあるニューヨークの精神科医バリー・マギッドの著作には，精神分析の新しい理論との融合にも力が注がれ，新しい風が吹き込まれている[34]。

　こうした精神科医たちの活動はしかし，ごく一部の特殊な人物の活動である，とする意見も否定するつもりはない。だが，近年では，「ストレス・リダクション・クリニック」などといった治療施設において，瞑想の適用が大きな関心を集めており，その有用性が叫ばれていることは注目に値する。

　この動きは，マサチューセッツ大学医学部のジョン・カバットジンの実践・研究活動によって，この十年ほどの間で欧米の各地に広がっているもの

である。すでに瞑想を応用するそれらのプログラムは，世界の250ヵ所以上で行われているとも報告されている[22]。

わが国では，いまだこのような医療施設は誕生しておらず，基礎的研究もほとんどなされていないが，筆者らは，これまでに上記のストレス・リダクション・クリニックなどのプログラムの有用性を評価する目的でいくつかの基礎的・実証的研究報告を行っている[18,20,26]。

また，最近ではこれらの実践や理論が，とくに認知行動療法の立場から高い関心をもって迎えられる状況が生まれており，精神療法における瞑想の位置は従来にない大きな変化を迎えたと言ってよいであろう。このことは，今後の精神療法を考える時には，とくに重要な動きと思われるため，後に一節を設けて改めて触れることにしたい。

C 瞑想の治療メカニズム

数多くの疾患に対する治療的試みの報告や臨床活動の成果には，瞑想の精神療法としての有用性が明らかに示されていると言えよう。では，瞑想は実際どのように治療的に作用するのだろうか。

当然だが，この問題意識に取り組んだ精神医学的・心理学的研究は，近年数多くのものがあり，目を見張るような豊かな理解が積み重ねられている。このことについては，すでに他所で詳しくまとめて示した[4,5]ので，繰り返さないことにするが，ここではその要約を試みてみたい。

1. 脱同一化

瞑想の治療メカニズムにはさまざまな角度からの見解を挙げることができるが，それらを総じて言えば，いわゆる「気づき」の重要性を強調するものとなろう。「気づき（アウェアネス）」は，精神療法の歴史のなかではけっして馴染み薄いものではない。ロジャーズやパールズの著作には頻繁に登場する用語でもある。近年の瞑想に関する見解は，この従来からある言葉の意義

をより洗練させ，さらに深く掘り下げたものになっていると考えられる。

その心理学的作用を述べた代表的見解を一つ取り挙げるとすれば，「脱同一化 dysidentification」という用語がもっとも重要なものと考えられる。これは，心理的内容との同一化を終わらせることを指す言葉だが，そこには，思考，感情，イメージなどの心理的対象物を観察するという過程をみることができる。これが瞑想によってもたらされる代表的なメカニズムであり，いくつかの立場から，たとえば「観察する自己 observing self」（ダイクマン）[12]，「脱催眠 dehypnosis」（タート）[44]，「メタ認知的気づき metacognitive awareness」（ティーズデイル）[41]，「差異化と超越 defferentiation and transcendence」（ウィルバー）[48]，「脱埋没化 de-embedding」（ケーガン）[23] などといった優れた概念が提出されている。

これらはみな，ほぼ同様の過程に着目したものと考えられ，精神療法との関連で瞑想のもっとも重要な機能がそこにあることを示す証にもなっていると考えられる。

2. 同一化と執着

この「脱同一化」は，本来の仏教用語「執着」に深く関連する用語であると考えれば，とりわけ興味深いものである。というのも，たとえば「模範的上司の行動に（無意識的に）同一化している」といった現代の心理学的用法を取り挙げると，これは――本来の「同一化」の考え方にあるように――積極的にそれを取り込むという方向性をもっており，非常に西洋的なものとも言えるからである。一方，「執着」の方はそれにひっかかっている，という受動的な要素があり，ここに東洋的なものをみることもできる[4]。

瞑想の伝統は，言うまでもなく，この「執着」という要素を重要視してきたものであり，瞑想とは，執着から離れる，あるいは解き放たれるための技法とも言える。

その治療的な作用というものを考えると，たとえば現代の認知行動療法などの「認知の歪みの是正」といった「誤った考え」を置き換えたり，柔軟に

したり，という工夫に重点が置かれるものではなく，瞑想の場合はむしろ，そのような「誤った」という判断は脇におき，それをただ見つめる，そして受け入れるだけ，という点がユニークな特徴として浮かび上がってくる。

「そのような考え」あるいは「そのような自分」がただそこにある，と観る。そして，それはまた，ただ沸き上がってはまた消えてゆくだけのものと観るのが瞑想である。瞑想を治療技法と考えるなら，ここに大きな違いがあり，西洋的なアプローチと東洋的なそれとの違いがあるという見方もできるかもしれない。

3. 治療と救済

瞑想は，現代の医学的な意味で治療法でなかったことは言うまでもない。それが宗教の伝統のなかで引き継がれてきた意義を考えれば，「救済」という言葉で呼ばれるものに関わるものであろう。

しかし，これまでみてきたような現代の心理学的立場からは，さまざまな治療的要素を引き出して理解することができ，実際にそのことに現代社会からの大きな注目が生まれてきているのである。ならば，ここでその根本的な意義に眼を向け，改めて治療と救済という対比を考えてみることも無駄なことではないだろう。

現代の治療とは，基本的にまず，「病気」の症状の原因をつきつめ，積極的にそれを正すという側面をもっている。しかし，瞑想の場合はそうではない。つまり病気の症状ではなく，もっとその根本にある人間存在の苦悩（症状）とその原因に焦点を当てていると考えられる。ブッダの「四諦八正道」は，時に現代医学と同じ考え方に立ったものと言われることもあるが，それが焦点を当てている問題は異なっている。

あえて言えば，瞑想は，人間が「安心」を得るための方法である。つまり，病気の症状を取り除くことよりも——それはそのままにしておきながらも——まずは直接，安心を得ることを第一に考えている[6]。そしてそこから症状がみられた時，それまで症状として存在してきたものが別のものになって姿

を現してくる，という過程もみられるであろう．

　そう考えれば，瞑想と現代の精神療法とを対比させて論じる必要はなくなる．その「組み合わせ」は十分に可能なのであり，そこに大きな有用性をみることもできるにちがいない．

D. 認知行動療法からの注目

　現代の数ある精神療法のなかでも，科学的実証をとりわけ重んじてきたのが，認知行動療法である．この学派が，仏教という宗教的伝統を背景にもつ瞑想と接近している近年の状況は，ある意味で革命的な出来事なのかもしれない．

　しかし，先に概要を示したような瞑想の治療的メカニズムを考えれば，その接近ないし融合の動きもきわめて自然なプロセスとして理解できるはずである．現在の欧米では本来「気づき」を意味する「マインドフルネス」という用語が，「瞑想」に代わって好んで使用されるようになっているが，ここには，先に挙げてきた治療的メカニズムが引き出され注目されていることが認められるであろう．

　先述したように，認知行動療法が焦点を当ててきたのは，いわゆる「自動思考」や「認知の歪み」の修正だが，それはしかし，実際の臨床場面では簡単にできることではない．「考え方」を変えろと言って変えられるならば，何も特別の治療など必要とはしない．そこで，実際にはどのようにして認知の変化をもたらすことができるのかを模索してきたのが現代の認知行動療法の臨床である．そこでは，言うまでもなく，外から考え方を変えさせる，のではなく，いわば内からもたらされる変化，すなわち「いかにして気づきが得られるか」が最大の関心事になるからである．

　近年になって，このような流れのなかで有力な治療様式が次々に提唱されはじめているが，それらが瞑想と融合するのは必然の過程なのである．現在体系的なものとして主張されているものには，「Mindfulness Based

Cognitive Therapy（MCBT）」[22]，「Dialectical Behavioral Therapy（DBT）」[33]，「Acceptance and Commitment Therapy（ACT）」[16,17]の三つが代表的なものである。

これらの簡単な説明を付したいところだが，紙幅もないため，他所での紹介[19]を参照いただけたら幸いである。

E 精神療法家のための瞑想

近年の精神療法の効果研究（outcome research）によれば，数ある精神療法の特定の一様式が他のものよりもすぐれているという結果はあまりなく，むしろ，精神療法の効果は，その様式や技法にはほとんど無関係という結果を支持するものが結論と言えるようである[30]。

もちろん，精神療法の技法や理論が重要でないというつもりはない。またその結果は，言うまでもなく，クライエント側の問題や診断などによっても変わってくるものであろう。しかし，精神療法の結果を左右する要因のうち，治療様式や技法によるものは15パーセントほどであり，また30パーセントは，各種の心理療法に「共通する要素」によるところが大きいという報告などは注目に値する[31]。

では，その「共通要素」とは何であろうか。これは，治療関係ないし治療同盟に関わるものであり，研究者たちの眼は，技法の違いにではなく，それらに向かっている。そして，そのなかでもっとも大きなものが「共感」と呼ばれるものである[31]。

もちろんこれは，精神療法に携わる人間であれば誰もがよく分かっていることであろう。だが，それは個人の特質によっても異なってくるし，学ぶのも教えるのも困難なものである，と暗黙の内に考えられてきた。

が，それがやはり治療においてもっとも重要なものであるというのなら，治療者になる人間にとってもっとも重視すべき要素なのであり，そうであれば，治療者の教育における大きな課題であることが，もっと意識される必要

があろう。
　現在の治療者育成の教育においては，（筆者も携わっているが）相変わらず，技法や理論が教えられるばかりといった状況があり，それは世界中で同様のようである。それらは，ケース・カンファレンスやスーパーヴァイズにおいてなされているとはいえ，もっと積極的な教育がなされる必要があることは明白である。
　興味深いことに，瞑想は近年になり，このような問題意識から大きな注目を集めるようになっており，ここでとくに強調しておきたい点である。このことについても，詳しくはすでに他書[4, 5]で述べているので，ここでは近年なされた医学生や看護学生，カウンセラーなどを対象にした実証的研究を文献だけ示しておきたい[1, 8, 32, 37〜39, 42, 43, 46]。
　現代における瞑想への注目は，精神療法技法としてよりもむしろ，この精神療法家，あるいは対人援助職と呼ばれる人々にとっての意義のほうに，より大きな重要性があるのかもしれない。そして，このようなアプローチからその先に見えてくるのが，本来仏教が携えてきた根本的意義，すなわち「思いやり」ないし「慈悲」を養い培うという目的である。
　仏教の伝統のなかで脈々と引き継がれてきた瞑想の目的は，本来，この思いやり（慈悲）を培うことを大切にしてなされてきたと言ってもよいであろう。仏教はそのために存在してきたとさえ言えるかもしれない。
　現代的視点からあえてその意味を引き上げる努力をすると，瞑想実践が果たすのは，まず自分自身の苦悩に向き合う（そして自分を受け入れる）という姿勢を育てるという点である。これは坐禅による足の痛みだろうと，風邪を引いた時などの些細な辛さや苦痛であろうと，まずはそれらにしっかりと向き合う（拒絶せず受け入れる）ことで，そこに生じている自分の気持ちに「気づく」ことを大事にするということである。
　つまり，まずは自分自身に対する思いやり（慈悲）を養うことによって，それが他者への思いやりにつながるものになるという点を重視するということだ。誰もにとってこの苦しみという感覚は例外ではないこと，そして誰も

X. 精神療法としての瞑想——その発展と近年の潮流

がそれから逃れたいと思っている存在であることなどが，瞑想の経験のなかで身をもって深く理解される。そして，そのことによって，自分と他者との境界が薄くなり，他者とのつながりへの気づきが深められることになる。

他者の援助にとってもっとも重要なこの態度は，医師や精神療法家にとっては，みずからの原点ないし初心を形作るものであろう。それらはしかし，日々の診療や面接の継続のなかでしばしば忘れがちになる，という要素をもっているとすれば，そのことに立ち返るための技法としても瞑想は意義をもつ。

実際，このような目的をもって，現在さまざまな瞑想が心理学者たちによって考案されたり，世界中の伝統から集められ工夫されて実践されるようにもなっている。瞑想は対人援助に携わる人間にとって誰もが行なうべき実践として将来の常識になってゆくかもしれない。現在の欧米の状況を見ると，すでにその時代の到来を予感する徴候がみられるように思われる。

F まとめ

瞑想は，本稿で述べてきたような見方から眺めてみると，個人の病の治療法でもあるが，「現代人の治療法」として，重要な意味をもっているのではないかと思う。より大きな視野からあえて言ってみれば，それは「個人の歪み」の治療法というより，この「社会の歪み」の治療法なのではないだろうか。

凶悪な殺人事件や暴力的な諸犯罪は日常茶飯事である。その背後をなす重大なモラルの崩壊，家庭環境に頻発する児童虐待，また視点をより広げれば，人類全体の存続さえ危ぶまれる地球規模の環境破壊や戦争・テロなど歯止めの効かない深刻な事態。

衝撃的な情報にふと立ち止まって考えたとしても，現代人の「忙しい生活」は，そんな時間をさっさと押し流してゆく。情報の合間には，あらゆる欲求に対応した魅力的な商品広告が至るところから挟み込まれ，意識はぶつ切り

にされる。まるで余計な思考は不要とばかり，敏感な感性を麻痺させてしまうようだ。

　瞑想とは言わずとも，現代人には，静かに自分自身の心に向き合う何らかの実践が必要なのではないだろうか。「社会の歪み」とは，現代に生きるわれわれ一人ひとりの心の問題であろう。

　瞑想は，仏教が興る以前から人間に引き継がれてきたものであり，その意味をしっかりと把握して位置づけたのが，ブッダという人物であった。瞑想は，ブッダの教えの根幹をなす「四諦八正道」の「道」のなかの一つ，つまり人間が生きるに当たってなすべき正しい実践法である。現代社会は，「宗教」を脇に追いやることによって，すっかりそのことを忘れてきてしまったのではないだろうか。

　言うまでもなく，瞑想がすべてを解決するなどと考えているわけではない。が，人間にとって瞑想という実践は，この現代社会においてこそ振り返られるべき，きわめて重要な深い意義を担っていると考える。現代の精神療法への応用やさまざまな角度からなされている瞑想の科学的研究は，この時代的な要請を受けながら，現代人がそのことを改めて納得し，再発見するためになされている営みのような気がする。

文　　献

1 ）Aiken, George A：The potential effect of mindfulness meditation on the cultivation of empathy in psychotherapy：A qualitative inquiry. Dissertation-Abstracts-International-Section-B ― The ― Sciences ― and ― Engineering. Vol. 67（9-B），2007.
2 ）Alexander F, Selesnick S：The history of psychiatry. New York：Harper & Row, 1966.
3 ）安藤　治：瞑想の精神医学．春秋社，1993．
4 ）安藤　治：心理療法としての仏教．法蔵館，2003．
5 ）安藤　治：ZEN 心理療法．駿河台出版，2005．

6) Ando O：Psychotherapy and Buddhism：A Psychological Consideration of key points of contact. Mathers, D., Miller, M., Ando, O.（eds.）Self and No-Self：Continuing Dialogue on Psychotherapy and Buddhism. Routledge, London, 2007.（in Press）

7) Baer R：Mindfulness training as a clinical intervention：A conceptual and empirical review. Clinical Psychoogy：Science and Practice, 10, 125-143, 2003.

8) Beddoe AE, Murphy SO：Does mindfulness decrease stress and foster empathy among nursing students? J. Nurs Edu, Jul；43（7）：305-12, 2004.

9) Boorstein S：Clinical Studies in transpersonal Psychotherapy. Albany NY, SUNY Press, 1997.

10) Carlson LE, Speca M, Patel KD, et al.：Mindfulness-based stress reduction in relation to quality of life, mood, symptoms of stress and immune parameters in breast and prostate cancer outpatients. Psychosomatic Medicine. 65, 572-581, 2003.

11) Davidson RJ, Kabat-Zinn J, Schumacher J, et al.：Alterations in brain and immune function produced by mindfulness meditation. Psychosomatic Medicine, 65, 564-570, 2003.

12) Deikman A：The Observing Self. Beacon Press, Boston, 1982.

13) Epstein M：Thoughts without a thinker. Basic Books, NY, 1995.

14) Epstein M：Going on being：Buddhis and the Way of Change. Broadway Books, NY, 2001.

15) Epstein M：Open to Desire：Embracing a Lust for Life. Penguin Group, NY, 2005.

16) Hayes SC, Fullette VM, Linehan MM：Mindfulness and Acceptance. New York：Guilford, 2004.（春木　豊：監修，武藤　崇・伊藤義徳，杉浦義典：監訳，マインドフルネス＆アクセプタンス．ブレーン出版，2005.）

17) Hayes SC, Strosahl KD, Wilson KG：Acceptance and Commitment Therapy, An Experimental approach to behavior change. New York：Guilford, 1999.

18) 石川勇一・勝倉りえこ・伊藤義徳・安藤　治：瞑想プログラムによるストレスリダクション効果について．「人間社会研究・第3号」相模女子大学人間社会学科．12-18, 2006.

19) 伊藤義徳・安藤　治：現代の心理療法と瞑想研究　認知行動療法における新たな展開．安藤　治，湯浅泰雄：編，スピリチュアリティの心理学．せせらぎ出版，213-225, 2007.

20) 伊藤義徳・安藤　治・勝倉りえこ，他：禅的瞑想プログラムを用いた集団トレーニ

ングが精神的健康に及ぼす効果　認知行動的要因の検討．心身医学，2007．（印刷中）
21) Kabat-Zinn J：Full Catstrophe Living. New York：Dell publishing, 1990.（春木　豊，訳：生命力がよみがえる瞑想健康法．実務教育出版，1993.）
22) Kabat-Zinn J：Mindfulness-based interventions in context：Past, present, future. Clinical Psychology：Science and Practice, 10, 144-156, 2003.
23) Kagan R：The evolving self. Cambridge. MA：Harvard University Press, 1982.
24) Kasamatsu A, et al.：The EEG of Zen and Yoga Practitioners. Electroencephography and Clinical Neuro physiology, Supplement 9, 51-52. 1957.
25) Kasamatsu A, Hirai T：An EEG Study of Zen Meditation. Folia Psychiatrica et Neurologia, 20（4）, 315-336, 1966.
26) 勝倉りえこ，伊藤義徳，児玉和宏，安藤　治：外来患者に対する禅的瞑想プログラムの効果に関する実験的検討．心身医学，2007．（印刷中）
27) Kutz I, Borysenko JZ, Benson H：Meditation and Psychotherapy：A Rationale for the Integration of Dynamic Psychotherapy, Am J. Psychiatry, 142：1-8, 1985.
28) Kutz I, Borysenko JZ, Benson H：Meditation as an Adjunct to Psychotherapy：An Outcome Study, Psychother. Psychosom. 43：209-218, 1985.
29) Kristeller J, Meditation：Self refulation and psychotherapy, New York：Guilford Press, 2006.
30) Lambert M, Bergin A：The effectiveness of psychotherapy. In A.E. Bergin, S.I. Garfield（Eds.）. Handbook of psychotherapy and Behavior change（4th ed.）. NY, Wiley, 1994.
31) Lambert M, Barley D：Research summary on the therapeutic relationship and psychotherapy outcome. In J.C.Norcross（Ed.）Psychotherapy relationships that work. NY：Oxford University Press, 2002.
32) Lesh T：Zen meditation and the development of empathy in counselors. Journal of Humanistic Psychology 10（1）, 39-74, 1970.
33) Linehan M, Schmidt H, Dimeff I, et al.：Dialectical Behavior Therapy for patients with borderline personality disorder and drug-dependence. American Journal of Addiction, 8, 279-292, 1999.
34) Magid B, Ordinary Mind：Exploring the Common Ground of Zen and Psychotherapy. Wisdom Publication, MA, 2002.
35) Miller J, Fletcger K, Kabat-Zinn J：Three year follow up and clinical implications of a mindfulness-based intervention in the treatment of anxiety disorders. General Hospital

Psychiatry, 17, 192-200, 1995.
36) Murphy M, Donovan S : The physical and psychological effects of meditation (2nd ed.). Petaluma, CA : Institute of Noetic Sciences, 1997.
37) Pearl J, Carlozzi A : Effect of meditation on empathy and anxiety. Perceptual and Motor Skills, 78, 297-298, 1994.
38) Reiman J : The impact of meditative attentional training on measures of select attentional parameters and on measures of client perceived counselor empathy. Dissertation Abstracts International, 46 (6-A), 1569, 1985.
39) Riedesel B : Meditation and empathic behavior : A study of clinically standardized meditation and affective sensitivity. Dissertation abstracts International, 43 (10-A). 3274, 1983.
40) Schneider RH, Alexander CN, Staggers F, et al. : A randomized controlled trial of stress reduction in African Americans treated for hypertention for ever one year. American Journal of Hypertention, 18, 88-98, 2005.
41) Segal Z, Williams JM, Teasdale J : Mindfuness-based cognitive therapy for depression. New York : Guilford Press, 2002.
42) Shapiro S, Schwartz G, Bonner G : Effects of mindfulness-based stress reduction on medical and premedical students. Journal of Behavioral Medicine, 21 (6), 581-599, 1998.
43) Sweet M, Johnson C : Enhancing empathy : The interpersonal implications of a Buddhist meditation technique. Psychotherapy : Theory, Research, Practice, Training, 27 (1), 19-29, 1990.
44) Tart C : Mind Sciencw, Navato, CA : Wisdom Edition, 2001.
45) Walsh R, Shapiro LS : The Meeting of Meditative Disciplines and Western Psychology : A Mutually Enriching Dialogue. American Psychologist, 227-239, April 2006.
46) Wang, Sophia J : Mindfulness meditation : Its personal and professional impact on psychotherapists.Dissertation-Abstracts-International-Section-B-The-Sciences-and-Engineering in Vol 67 (9-B) 2007.
47) Weissbecker I, Almon P, Studts JL, et al. : Mindfulness-based stress reduction and sense of coherence among womes with fibromyalgia. Journal of Clinical Psychology in Medical Settings, 9, 297-307, 2002.
48) Wilber K : The eye of spirit : An integral vision for a world gone slightly mad. Vo;. 7.

The collected works of Ken Wilber. Boston ： Shambhala, 2000.
49) Williams A, Kolar MM, Reger, BE, et al. ： Evaluation of a wellness-based mindfulness stress reduction intervention ： A controlled trial. American Journal of Health Promotion, 15, 422-432, 2001.
50) Zamara JW, Schneider RH, Besseghini I, et al. ： Usefulness of the Trancendental Meditation program in the treatment of patients with coronary artery disease. American Journal of Cardiology, 78, 77-80, 1996.

あとがき

　さて，ここまでお読みいただいた読者の心の中にはどのような思いが去来しているだろうか。マインドフルに観察してみていただければ，一人ひとりの今後につながるヒントが得られるかもしれない。私はと言うと，昨年夏の蓼科と秋の駒場で開催されたとても刺激的で楽しいシンポジウムのことを思い出すとともに，今回追加された村田哲人氏，安藤　治氏，中野東禅師の論文を読んで，当然のことかもしれないがそのレベルの高さに身が引き締まる思いがしている。読者の多くにとっておそらく関心はあるけれども，科学的な常識から見ると遠巻きにしていたくなるテーマを，これほどまでにあっけらかんと，しかも真剣に取り上げた本は，少なくともこれまでのわが国には無かったのではないだろうか。

　ところで，ダグラス・イームス氏の論文を読んで，この分野をリードしているのは，もはや日本ではないのではないかと思った方もいらっしゃるであろう。安藤氏も同様な指摘をされているし，イームス氏の論文にある研究者・実践者の多くの著書や，学術的な分野で発表される論文の量や質を見ても，アメリカやヨーロッパの同胞はわれわれの随分先を歩いているように思える。その現われの一つが，近年，精神医学・心身医学・臨床心理学の中に大胆に導入され，大きな効果を上げているマインドフルネスを中心にした介入法の数々であろう。本書の中でも，石井朝子氏による弁証法的行動療法の詳細な紹介や，貝谷久宣氏による「マインドフルネスによるストレス緩和プ

あとがき

ログラム（MBSR）」の紹介があるが，それ以外に著名なものだけでも，「マインドフルネスによる認知療法（MBCT）」や「アクセプタンス＆コミットメント・セラピー（ACT）」，あるいは摂食障害を対象にして「マインドフル・イーティングに焦点を当てたプログラム」などが挙げられるであろう。実際に私も，ラリー・ローゼンバーグの『呼吸による癒し』を読んで，マインドフルネス瞑想とサマタ瞑想の違いに関する長年の疑問が氷解した経験がある。

　考えてみればよい時代になったものである。つまり，気がついてみたら，西欧型の思考法になじんだわれわれの頭に入りやすい論理的な解説や実証研究によるエビデンスと，東洋古来の伝統に基づく学識や智慧の両方を一挙に活用できるようになっていたのである。この本自体，そのような時代の流れを如実に反映していると言えるだろう。欧米発の最先端を，イームス氏，石井氏，山田和夫氏そして私のレビュー論文が伝え，厳密な科学的方法による研究成果を村田氏が披露するとともに，日本の伝統を踏まえた智慧を中野氏，大井　玄氏，大宮司信氏が伝え，安藤氏と貝谷氏がその全体をまとめている。ここからスタートすれば，日本におけるこの分野の実践と研究は，たちまち世界と同時代を歩むことになるだろう。可能性に満ちた新しい時代の到来を予感しつつ，あとがきの筆を擱きたい。

熊　野　宏　昭

索　引

A
アクティング・アウト …………95
アトム的自己………………………69
あるがまま ……………25,29,30
ASC ……………55,58,59,60,61,62

B
馬祖 ………………………………106
仏教 ……………………121,125,127
仏教文化 …………………………27
ブッダ ……………………122,127
弁証法的行動療法………………75
borderline personality disorder（BPD）
　…………………………………75
Bronwyn Fox………………27,31

C
Cloningerの気質と性格モデル……8

D
脱魂………………………………54
脱同一化 ……………………120,121
同一化 ……………………………121
道元 ………………………………104
ドーパミン神経活動……………11
dialectical behavior therapy（DBT）
　…………………………………75

E
エクスポージャ治療 …………42,46
鉛様麻痺 …………………………91

F
不安 ………………………………27
不安・抑うつ発作………………91
風土 …………………………26,31
普勧坐禅儀 ……………………107
副交感神経活動………………**7,12**
不思量 …………………………108
不是認 ……………………………76
不染汚 …………………………**105**
不染汚心 …………………106,115

索引

F
fMRI ……………………………37
Fox ………………………27,28

G
解脱 ……………………………104
現代人の治療法 ………………126
業 ………………………113,114
五蘊 ……………………………112
Gamma power …………………37

H
『波動』発作 …………………29
ハレ ……………………………56
ハレとケ ………………………56
悲哀 ……………………………27
皮質の厚み ……………………37
非思量 ……………………105,108
悲嘆 ……………………………30
悲痛 ……………………………30
非定型 …………………………91
非定型うつ病 …………………95
憑依 …………………………52,54,55
憑依者 ………………………52,53
憑依状態 …………51,**52**,53,54,57,58,61
憑依妄想 ………………………52
変革体験 ………………………98
変性意識状態 ……………51,52,**55**

I
生きがい ………………………25
生きる本能 ……………………26
犬神 ……………………51,52,54
いやし ……………52,53,54,55,57,58
因果 ……………………………113
インサイト瞑想 ………………35
internalized attention …………**5,11**
Invalidate ………………………76

J
自己 ……………………………103
自己観察 ………………………47
自己観察機能 …………………48
自己言及 ………………………47
自己言及・参照 ……………46,48
自己治療 ………………………27
自己認知 ………………………40
自己評価 ………………………40
自殺企図 ………………………95
自受用三昧 ……………………109
実存的 …………………………25
実体 ……………………………68
自動書記 ………………………52
慈悲 ……………………………125
自分 ……………………44,47,**48**
寂静 ……………………………106
十二因縁 ………………………112

十二処 …………………………112
情動調節スキル ………………80
人格変換 ………………………51,54
人格変換体験 …………………52
人生の無常 ……………………27

K

回避性人格障害 ………………95
解放 ……………………………30
過剰不安障害 …………………95
過食 ……………………………91
過眠 ……………………………91
観照 ……………………………51,62
感応精神病 ……………………54
観（ヴィパッサナー）瞑想 …34,42
観瞑想 ………35,36,37,38,39,46,47,48
気づき ………………………36,120,123
気分反応性 ……………………91
気分変調性障害 ………………91
救済 ……………………………122
境界性人格障害 ………………75,119
キリスト教 ……………………26,27,29
九次第定 ………………………109
苦痛耐性スキル ………………80
苦悩 ……………………………104
ケ ………………………………56
ケとハレ ………………………56
効果的な対人関係スキル ……80

交感神経活動 …………………8,11
呼吸法 …………………………30
心の統合 ………………………29
コックリさん …………………52

L

LORETA …………………37,38,40,42

M

マインドフルネス（mindfulness）
　………………………5,12,96,123
マインドフルネス・スキル ……80
マインドフルネス瞑想 ………35
無住 ……………………………106
無常観 …………………………26
無相 ……………………………106
無分別智 ………………………111
無念 ……………………………106
瞑想 …25,26,27,28,29,30,31,51,62,89
瞑想の治療メカニズム ………120
瞑想の治療的効果 ……………118
森田正馬 ………………………26
森田療法 ………………………27
モンスーン気候 ………………26
MRI ……………………………37

N

中野東禅 ………………………30,31

索引

南岳懐譲 …………………………106
西田幾多郎 ……………………………27
日本的霊性 ……………………………26
如実知見 ………………………………111
人間関係における過敏性 …………91
認知行動療法 ……25,96,120,121,123
脳血流 ………………………37,38,39
脳内電気活動 ………………………38,40

O

思いやり …………………………28,125

P

パニック障害 …25,26,27,27,28,29,95
パニック障害入門 ………………27,28
パニック性不安うつ病 ………………95
パニック発作 ……………………………25
プレゼンス（presence）……59,60,61
PET ………………………………………37

R

リストカット ……………………………90
リラクセーション ………………………28
リラクセーション技法 …………………29
慮知心 …………………………………115
輪廻 ……………………………………104
霊性 ………………………………25,31
六境 ……………………………………112

六根 ……………………………………112
六識 ……………………………………112
Rogers …………………………………59

S

悟り ………………………………36,98
審神者（さにわ）………………………54
至高体験 ………………………………98
死生観 …………………………………25,26
死の恐怖 ……………………25,26,27,30,66
死の受容 ………………………………30
死の本能 ………………………………27
止（サマタ）瞑想 ……………………34
止瞑想 ………34,35,36,37,38,46,47,48
疾病利得 ………………………………95
シャーマニズム ………………………61
シャーマン ……………………………61
社会不安障害 …………………………95
積聚精要心 ……………………………115
執着 ……………………………………121
修行 ……………………………………29
正法眼蔵 ……………………………**104**,111
初期（テーラワーダ）仏教 …………34
初期仏教 ……………………………35,48
初発心 …………………………………107
新奇性追求 …………………………**8,11**
神経可塑性 ……………………………48
心理教育的 ……………………………28

遂行機能	46,48
数息観	6,7
スキルトレーニング	80
ストレス・リダクション・クリニック	119
ストレス関連の疾患	118
性格変化	26
精神修養	27
精神障害	118
精神分析	119
精神分析療法	27
精神療法の効果研究	124
聖と俗	51,56
生の本能	27
生の欲望	26
静寂	28,30
鈴木大拙	26
背内側前頭前野	42,46
セロトニン神経活動	12
草木心	115
損害回避	**8,12**
S. フロイト	26
SPECT	37
Spiritual Health	25
Spiritual Thrapy	26
Spirituality	25
SSRI	25

T

タブー化	25
短期効果	37
丹田	108
知覚イメージ機能	46,48
長期効果	37,38,39,41,42
調身・調息・調心	109
治療プログラム	27
憑き物落とし	54
つながりの自己	69
諦観	26
統合	25,30
糖代謝	37,38
トランス	54,58

U

うつ病	119

V

ヴィパッサナー瞑想	35
Validation	76

W

和辻哲郎	26,31

Y

やまい	52,53,54,55,58
有効化	76

索引

ユダヤ教文化	27
ヨーガ	29
ヨーガ八支	29,30
予期不安	25
寄りまし	54

Z

坐禅	31,51,62,89
是	76
禅	26,27,30
禅定	34,35
前頭部の遅いα波	11
前頭部の速いθ波	12
禅病	62

編著者紹介

貝谷 久宣（かいや ひさのぶ）
医療法人和楽会　心療内科・神経科 赤坂クリニック理事長

1943年　名古屋生まれ
1968年名古屋市立大学医学部卒業　マックス・プランク精神医学研究所（ミュンヘン）留学。岐阜大学医学部助教授・岐阜大学客員教授・自衛隊中央病院神経科部長を歴任。1993年なごやメンタルクリニックを開院。1997年不安・抑うつ臨床研究会設立代表。医療法人　和楽会　なごやメンタルクリニック理事長。米国精神医学会海外特別会員。
主な編著書［新しい精神医学/HESCO］［新版　不安・恐怖症—パニック障害の克服/講談社健康ライブラリー］［脳内不安物質/講談社ブルーバックス］［対人恐怖/講談社］［社会不安障害のすべてがわかる本/講談社］

熊野 宏昭（くまの ひろあき）
東京大学大学院 医学研究科 ストレス防御・心身医学 准教授

1960年　石川県に生まれる
1985年　東京大学医学部卒
1995年　東京大学博士（医学）取得
　東京大学心療内科医員、早稲田大学人間科学研究科非常勤講師、東京大学医学部心身医学講座非常勤講師、東北大学大学院医学系研究科人間行動学分野助手を経て、2000年4月から、東京大学大学院医学系研究科ストレス防御・心身医学（東京大学心療内科）准教授、2005年度より再び早稲田大学人間科学研究科非常勤講師を兼務。日本心身医学会評議員、日本行動療法学会常任理事、行動療法研究編集委員長。
主な著書［ストレスに負けない生活/ちくま新書］［からだの科学・特別企画「リラクセーション」/日本評論社］［認知行動療法の臨床ワークショップ〈2〉/金子書房］［クルズス心療内科/星和書店］

ⓒ 2007　　　　　　　　　　　　　　　第1版発行　2007年11月20日

マインドフルネス・瞑想・坐禅の脳科学と精神療法

（定価はカバーに表示してあります）

編　著	貝谷　久宣
	熊野　宏昭

検印省略

発行者　　林　　峰子
発行所　　株式会社 新興医学出版社
〒113-0033　東京都文京区本郷6丁目26番8号
電話　03（3816）2853　　FAX　03（3816）2895

印刷　株式会社 藤美社　　ISBN978-4-88002-498-1

- 本書の複製権・上映権・譲渡権・公衆送信権（送信可能化権を含む）は株式会社新興医学出版社が保有します。
- 本書を無断で複製する行為（コピー、スキャン、デジタルデータ化など）は、著作権法上での限られた例外（「私的使用のための複製」など）を除き禁じられています。研究活動、診療を含み業務上使用する目的で上記の行為を行うことは大学、病院、企業などにおける内部的な利用であっても、私的使用には該当せず、違法です。また、私的使用のためであっても、代行業者等の第三者に依頼して上記の行為を行うことは違法となります。
- JCOPY〈(社) 出版者著作権管理機構 委託出版物〉
　本書の無断複写は著作権法上での例外を除き禁じられています。複写される場合は、そのつど事前に(社) 出版者著作権管理機構（電話 03-3513-6969、FAX 03-3513-6979、e-mail : info@jcopy.or.jp）の許諾を得てください。

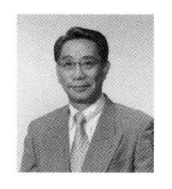